守护健康

学会吃！快速调理
高血压

胡维勤 ◎主编

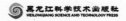

黑龙江科学技术出版社
HEILONGJIANG SCIENCE AND TECHNOLOGY PRESS

图书在版编目（CIP）数据

学会吃！快速调理高血压 / 胡维勤主编. -- 哈尔滨：
黑龙江科学技术出版社，2018.1
（守护健康）
ISBN 978-7-5388-9441-7

Ⅰ. ①学… Ⅱ. ①胡… Ⅲ. ①高血压－食物疗法
Ⅳ. ①R247.1

中国版本图书馆CIP数据核字（2017）第304460号

学 会 吃 ！ 快 速 调 理 高 血 压
XUE HUI CHI！KUAISU TIAOLI GAOXUEYA

主　　编	胡维勤	
责任编辑	梁祥崇	
摄影摄像	深圳市金版文化发展股份有限公司	
策划编辑	深圳市金版文化发展股份有限公司	
封面设计	深圳市金版文化发展股份有限公司	
出　　版	黑龙江科学技术出版社	

地址：哈尔滨市南岗区公安街70-2号　邮编：150007
电话：（0451）53642106　传真：（0451）53642143
网址：www.lkcbs.cn

发　　行	全国新华书店
印　　刷	深圳市雅佳图印刷有限公司
开　　本	685 mm×920 mm　1/16
印　　张	13
字　　数	200千字
版　　次	2018年1月第1版
印　　次	2018年1月第1次印刷
书　　号	ISBN 978-7-5388-9441-7
定　　价	39.80元

目录 CONTENTS

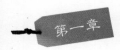 **第一章**

降压第一关
高血压患者必知的健康常识

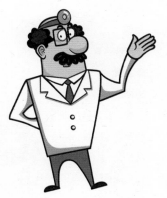

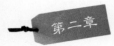

降压第二关
降压食材食谱帮你轻松降血压

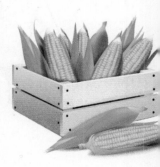

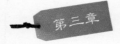

降压第三关
牢记高血压忌吃的食物

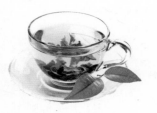

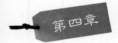 第四章

降压第四关
熟知高血压的中医食疗方

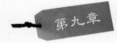

第九章 降压第五关
专家连线有问必答环节

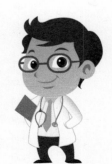

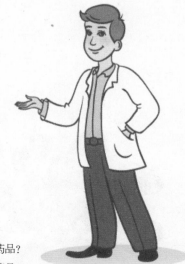

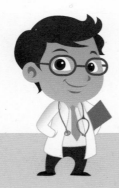

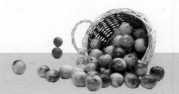

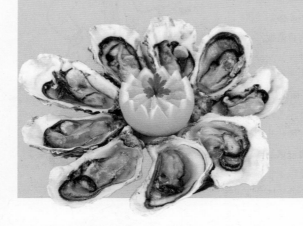

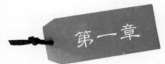

第一章

降压第一关
高血压患者必知的健康常识

均衡饮食是控制高血压的一项重要内容。停止高血压的膳食方法（DASH）研究显示，如果膳食结构中有大量水果和蔬菜，并以低脂肪的奶制品取代富含饱和脂肪酸的食物，这样的饮食习惯可使血压大大降低。改善膳食结构的益处不仅在于可降低血压，而且还可降低心血管病及癌症的发病率。而限盐及减轻体重可以使相当数量的高血压病人安全停服抗高血压药物。那么怎样做到饮食均衡呢？高血压患者有哪些饮食宜忌呢？高血压又是什么呢？本章将为您一一介绍。

一、你对高血压了解多少

从现在起关心你的血压，全面认识血压的概念，重视食疗，轻松甩掉笼罩全身的高压力。

1. 血压是什么

血压是指血液在血管内流动时对血管壁产生的压力。我们平时用血压计测量出来的数值主要是收缩压和舒张压。

收缩压——血压透过所谓的收缩作用输送血液（心跳次数）次数多的时候，假使血液流动的阻力增大，将会造成血压升高。只要心脏的左心室收缩，便会将心脏的血液输往大动脉，这时所产生的数值就被称为收缩压，也就是"高压"。

舒张压——左心室结束收缩后，左心室和大动脉之间的左心室便会关闭，停止血液输送，这时血液会从左心房流到左心室，形成左心室扩张的现象。另一方面，血液输送到大动脉时，将使大动脉扩张，并将血液积聚于大动脉后，输送至全身的末梢动脉，此时的血压值最小。此数值是舒张时期的血压，也就是"低压"。

2. 高血压的诊断标准

我国 2011 年高血压防治指南对于血压水平的分类和定义是这样阐述的：收缩压小于 120 毫米汞柱（16.0 千帕）并且舒张压小于 80 毫米汞柱（10.67 千帕）的称为正常血压；收缩压为 120 ~ 139 毫米汞柱（16.0~18.53 千帕）和 / 或舒张压为 80 ~ 89 毫米汞柱（10.67~11.87 千帕）的称为正常高值；收缩压大于等于 140 毫米汞柱（18.67 千帕）和 / 或舒张压大于等于 90 毫米汞柱（12 千帕）的就可以诊断为高血压。其中，收缩压大于等于 140 毫米汞柱（18.67 千帕），但是舒张压小于 90 毫米汞柱（12 千帕）的，称为单纯收缩期高血压；收缩压为 140 ~ 159 毫米汞柱（18.67~21.2 千

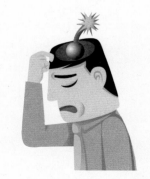

◎头晕、头痛为高血压最常见的症状

帕）和／或舒张压为 90～99 毫米汞柱（12~13.2 千帕）的为 1 级高血压，也称为轻度高血压；收缩压为 160～179 毫米汞柱（21.33~23.86 千帕）和／或舒张压为 100～109 毫米汞柱（13.33~14.53 千帕）的为 2 级高血压，也称为中度高血压；收缩压大于等于 180 毫米汞柱（24 千帕）和／或舒张压大于等于 110 毫米汞柱（14.67 千帕）的为 3 级高血压，也称为重度高血压。

3. 高血压的症状表现

高血压的常见症状有：头晕、头痛、烦躁、心悸、失眠、注意力不集中、记忆力减退、肢体麻木等，其往往因人、因病期而异。高血压早期多无症状或症状不明显，偶尔于身体检查测血压时被发现。

头晕为高血压最多见的症状，常在患者突然下蹲或起立时出现，有些是持续性的。头痛多为持续性钝痛或搏动性胀痛，甚至有炸裂样剧痛，常在早晨睡醒时发生，起床活动一会儿或饭后逐渐减轻，疼痛部位多在额部两旁的太阳穴和后脑勺。高血压患者性情大多比较急躁，遇事敏感、易激动，所以心悸、失眠等症状比较常见。失眠主要表现为入睡困难或早醒、睡眠不实、噩梦纷纭、易惊醒，这与大脑皮质功能紊乱及自主神经功能失调有关。高血压患者注意力不集中和记忆力减退的症状在早期多不明显，但随着病情发展而逐渐加重，这种症状也常成为促使患者就诊的原因之一。此外，高血压患者还常有肢体麻木，常见手指、足趾麻木，皮肤有蚁行感，颈部及背部肌肉紧张、酸痛，部分患者常感手指不灵活，一般经过适当治疗后可好转，但若肢体麻木较顽固、持续时间长，而且固定出现于某一肢体，并伴有肢体乏力、抽筋、跳痛时，应及时就诊，以预防脑卒中发生。

4. 人们为何对高血压恐慌

高血压对心脏和血管都有一定的影响，血压的升高会使血管弹性减弱，为了保证血液的流动，心脏需要更用力收缩，从而引起左心室的肥大、心壁的厚度增加。而高血压对血管的影响表现在两个方面：一是引发血管破裂，二是粥样硬化引发血管阻塞。小血管较细薄，易发生破裂情形；大动脉较厚粗，易发生粥样硬化。高血压还会造成血管病变，当血管病变发生时，身体各器官组织会跟着出现损伤，脑部、心脏、主动脉、肾脏和眼底是受影响最大的部分。

脑部

高血压可造成血管阻塞，当阻塞发生在脑部时会导致阻塞性脑卒中，如脑血栓与脑栓塞。脑血栓是大脑内部动脉血管壁上出现血凝块，完全堵住血管。脑栓塞的血凝块则来自脑部以外，跟着循环系统流入脑血管，造成阻塞。不论是脑血栓或脑栓塞，都易造成脑组织死亡，引发脑卒中。当破裂的血管主要在脑组织内或接近脑部表面，为脑内出血，患者会失去意识，或立即在一两小时内发展为半身不遂。当破裂血管是位于蛛网膜下腔的脑血管，血液会大量流出并累积在蛛网膜下腔，造成蛛网膜下腔出血，患者会剧烈头痛，但不会立即失去意识或发生脑卒中。

眼底

高血压对眼睛所造成的并发症来自血管病变。当视网膜上的血管系统发生病变时，将无法提供足够的养分让眼睛维持正常功能，此时眼底并发症就会产生，如眼动脉硬化及痉挛、眼底出血或渗出液、视乳突水肿等。

心脏

高血压对血管造成的强大压力会让血管变硬、管径变窄，不利于血液的输送，这种情况使心脏需要更大力收缩，长期下来，左心室会变得肥大。当血管病变发生在冠状动脉时，会造成缺血性心脏病的发生，如心绞痛、心肌梗死。

主动脉

高血压易促使血管硬化，造成动脉壁坏死。主动脉剥离就是因为血管内层及中层承受不了压力而造成血管破裂，血液冲向内、中层间进行撕裂，造成血管剥离的现象。发生时会产生剧烈的疼痛，疼痛部位和发生部位有关。

肾脏

当肾脏内的微血管承受不住过高的血压时就会发生破裂，会影响器官组织运作，降低肾脏的功能，若不加以控制，可能会导致肾衰竭。此外，血管的病变也会造成肾脏功能不全、肾硬化等。

5. 高血压"喜欢"什么人

高血压和其他病症一样，也有易发人群。大量的临床数据显示，男性、高龄、直系亲属中有高血压患者的人、肥胖者、压力过大者、常食味浓盐多食物者、饮酒量多者、吸烟者、便秘患者是高血压"青睐"的人群。

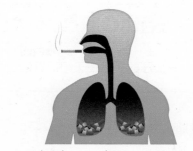

◎吸烟者是高血压"青睐"的人群之一

6. 引发高血压的"导火线"

通过对流行病学的调查和研究，目前认为高血压的患病概率与下列因素有密切的关系。①摄入过多食盐：在高血压众多的发病原因中，高盐饮食是引起高血压的一个重要原因，这已被越来越多的人所接受。②遗传因素：根据医学界的研究，不论是高血压、低血压或者正常血压，血压的遗传因素很强。但这并不意味着父母有高血压，子女就一定有高血压，即使子女遗传了高血压的体质，但只要养成清淡饮食、定期运动、作息正常的生活方式也能有效地控制血压、稳定血压。③饮酒过量：有资料表明，如果每日饮酒 30 毫升，可使收缩压增高 4 毫米汞柱（0.53 千帕），舒张压增高 2 毫米汞柱（0.27 千帕），患高血压的概率为 50%；如果每日饮酒 60 毫升，可使收缩压增高 6 毫米汞柱（0.8 千帕），舒张压增高 2 ~ 4 毫米汞柱（0.27~0.53 千帕），患高血压的概率为 100%。④肥胖、便秘：肥胖和便秘已成为现代社会最常见的两种疾病，它们也很容易引发高血压。⑤肝脏疾病：人体全身 70% 的运转功能都是由肝脏来主控与协助完成的，很多慢性病都是因肝功能失常而直接或间接造成的，如变态反应、低抗力下降、肥胖、神经质、痛风、高血压、脂肪肝等。⑥糖尿病：2 型糖尿病与高血压关系密切，近 40% 的 2 型糖尿病患者同时患有高血压；而在高血压患者中，则有 5% ~ 10% 的患者同时患有 2 型糖尿病。高血压与糖尿病是独立但又关系密切的疾病，恰似"狼"与"狈"的关系。⑦肾脏病变、内分泌紊乱：当肾脏发生病变或内分泌紊乱时，极容易引起血压升高。

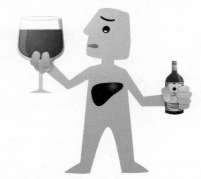

◎饮酒过量是引起高血压的"元凶"之一

二、轻松降血压的饮食原则

降血压的关键在于牢记日常饮食原则，并严格遵守，合理摄取营养素。

1. 原则一：选择"二多三少"的食物

"二多"是指多蔬果、多粗粮。蔬果中含有大量的维生素、纤维素以及微量元素，这些营养元素对于人们控制血压、保持身体健康有很大的帮助。维生素C有助于人体排出体内多余的胆固醇，从而有效地预防动脉硬化的发生。维生素E是人体重要的抗氧化剂，可保护细胞膜及多元不饱和脂肪酸不被氧化，还可以保护红细胞，预防血液凝结及强化血管壁，尤其适合并发有冠心病及脑供血不足的高血压病人。水果中的镁不仅能预防高血压的发生，还能治疗高血压。蔬菜中含钠盐极少，含钾盐较多，钾可起到一定的降压作用，因此多吃蔬菜有降低血压的作用。粗粮中的膳食纤维可以减少肠管对胆固醇的吸收，促进胆汁的排泄，降低血液中的胆固醇水平，有效地预防冠心病和结石症的发生；膳食纤维还有增加饱腹感、通便润肠、解毒防癌、增强抗病能力的功用。另外，美国一项长达12年的研究表明，多食粗粮还可以降低患缺血性脑卒中的危险。

"三少"是指少盐、少油、少加工。高血压患者的饮食宜清淡，在制作食品的过程中，应该控制好盐、油等调味品的用量。盐是导致高血压的重要"元凶"。实验证明，对于早期的或轻型的高血压患者，单纯限制食盐的摄入就有可能使血压恢复正常。对于中、高度高血压患者来说，限制食盐的摄入量不仅可以提高降压药物的疗效，而且可使用药剂量减少。动物油中含有较高的饱和脂肪酸和胆固醇，会使人体器官加速衰老，促使血管硬化，进而引起冠心病、脑卒中等。常见的一些加工食品如火腿、腌肉、蜜饯、沙茶酱等，大多含钠较高，患者常吃这些加工食品不利于对血压的控制。

2. 原则二：适量补充蛋白质和脂肪

我们吃食物的目的是从食物中摄取均衡的各大营养素以满足身体各种反应、各种活动的需要，而合理均衡地摄取蛋白质和脂肪则是降低高血压的关键。

蛋白质能提供的能量为16.74千焦/克，占人体体重的15%~20%，用来制造肌肉、血液、皮肤和许多其他的身体器官，能增强人体免疫力，抵抗细菌和感染，调节人体内的水分平衡，维持体液，帮助伤口愈合，同时还有提高体力、精力和记忆力的作用。其主要来源为：鱼禽肉蛋中的动物蛋白，蔬菜、谷物、豆类中的植物蛋白。人体缺乏蛋白质时容易出现疲劳、消瘦、水肿、神情呆滞、发育受阻等症状。在饮食疗法里，应尽量多吃植物性蛋白质。一般高血压患者每日每千克体重应摄入蛋白质1克，但是病情控制不好或消瘦者，可将每日摄入的蛋白质增至1.2～1.5克。如果患者的体重为60千克，那么每日需摄取60克蛋白质或70～90克蛋白质。这些蛋白质中，1/3应该来自优质蛋白，如牛奶、鸡蛋、猪的精瘦肉、各种大豆等。

脂肪能提供的能量为37.67千焦/克，占人体体重的13.8%。脂肪可保证人体对能量的吸收，就像汽车的备用油箱。脂肪保护内脏器官并减少摩擦，还有固定五脏六腑的作用，可促进对脂溶性维生素的吸收，令皮肤有弹性。其主要来源有：牛油、羊油、猪油、花生油、芝麻油、肉类、蛋类、乳制品及坚果。人体缺乏脂肪时皮肤会干燥无光、缺乏弹性，内脏受到撞击时容易受伤。据研究显示，脂肪的摄入量与动脉粥样硬化的发生、发展有着密切关系，且脂肪的摄入量增加很容易造成肥胖，高血压

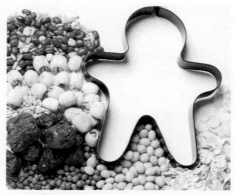

◎伴有肥胖症的高血压患者应严格限制脂肪摄入量

患者必须控制脂肪的摄入量，尤其是伴有肥胖症的高血压患者更应严格限制脂肪的摄入量，每日摄入总量不得超过40克（包括主食与副食中所含的脂肪）。

3. 原则三：14 种营养物质助你降低血压

摄取必要和适量的营养素，强化体内血管，是降低血压值的关键，选择合适的天然食物也是降低血压的重要方法。常见的有助于稳定血压、降低血压的营养物质有如下14种。

维生素 C：它能将胆固醇氧化，使之变成胆酸排出，血液中的胆固醇一旦减少，就能降低动脉硬化的概率。血流畅通、血管健康，血压自然能获得良好的控制。其主要的食物来源为：结球甘蓝、芥蓝、柿子椒、番茄等蔬菜及橘子、柠檬、橙子、草莓、樱桃、

猕猴桃、葡萄柚等。建议成人每日摄入维生素 C 60 毫克（约 1 个葡萄柚）。

钾：过多的钠会造成水分滞留，进而产生水肿、血液量上升、血压升高等症状。钾有助于钠的代谢与排出，因此具有调节血压的功能。其主要的食物来源为：胚芽米、糙米、杨桃、香蕉、桃子、橙子、橘子、番石榴、榴莲、番荔枝、柚子、桂圆、猕猴桃、南瓜、茼蒿、菠菜、蕹菜、龙须菜、结球甘蓝、韭菜、胡萝卜、香菇、金针菇、黄豆、杏仁、咖啡、茶。建议成人每日摄入钾 2000 毫克（4～5 根香蕉）。

钙：血液中的钙具有降低血脂、防止血栓的功能，同时可以强化、扩张动脉血管，从而达到降低血压的作用。其主要的食物来源为：芹菜、花椰菜、甘蓝、芥蓝、紫菜、黄豆、豆腐、牛奶、小鱼干、虾米。建议成人每日摄入钙 800 毫克（约 800 毫升牛奶）。

镁：镁是维持心脏正常运作的重要元素，能辅助心脏顺利收缩、跳动，将血液运送至全身。其主要的食物来源为：小麦胚芽、燕麦、糙米、紫菜、海带、花生米、核桃、杏仁、牛奶、黄豆、鲑鱼、鲤鱼、鳕鱼、绿色蔬菜、大蒜、无花果、柠檬、苹果、香蕉、葡萄柚。建议成年男性每日摄入镁 360 毫克（约 150 克花生米），成年女性每日摄入镁 315 毫克（约 140 克花生米）。

硒：硒能使血管扩张，预防动脉硬化。其主要的食物来源为：小麦胚芽、糙米、燕麦、大蒜、洋葱、南瓜、动物肝脏及肾脏、瘦肉、海鲜。建议成年男性每日摄入硒 70 毫克，成年女性每日摄入硒 50 毫克。

黄酮：黄酮有高抗氧化力，能避免胆固醇氧化而导致动脉硬化。同时还具备抗血栓、扩张血管、加强血管壁弹性等功能，可使血液流通得更顺畅，达到调节血压的作用。其主要的食物来源为：胡萝卜、花椰菜、洋葱、黄豆、橙子、番茄、橘子、柠檬、草莓、苹果、葡萄、红酒、红茶、银杏。

膳食纤维：水溶性膳食纤维有降低胆固醇的功效，可预防动脉硬化与高血压。非水溶性的膳食纤维则能抑制人体对脂肪与钠的吸收，有降低血压的作用。其主要的食物来源为：豆类、蔬菜类、海藻类、水果类、全谷类。建议成人每日摄入膳食纤维 25～35 克。

胜肽：胜肽在降低血压方面有显著功效，因能抑制体内的 ACE 酶与血管紧缩素相互作用，可避免血管内平滑肌收缩导致血压上升。其主要的食物来源为：小麦、玉米、稻米、荞麦、鸡蛋、鸭蛋、黄豆、绿豆、沙丁鱼、鲔鱼、紫菜。

芦丁：芦丁能够保护细小血管，增加血管壁的弹性，使血液流动顺畅。同时还能抑制使血压上升的酶活性，从而预防血压上升。其主要的食物来

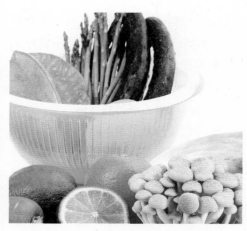

◎蔬菜水果含有丰富的膳食纤维，可常食

源为：荞麦、大枣、山楂。建议成人每日摄入芦丁30毫克（约1小碗荞麦）。

γ-氨基酪酸：γ-氨基酪酸可借由刺激副交感神经的方式来抑制交感神经的活动，避免血管过度收缩，从而达到稳定血压的作用。同时还能清除体内的中性脂肪，增强肾脏功能，使人体能顺利地代谢钠，这些都有助于人体对血压的控制。其主要的食物来源为：糙米、胚芽米、泡菜、纳豆。建议成人每日摄入γ-氨基酪酸500毫克。

胆碱：胆碱可以代谢脂肪、分解血液中的同型半胱氨酸，借此保护血管健康，预防动脉硬化，降低血压。其主要的食物来源为：全谷类、结球甘蓝、花椰菜、动物内脏、牛肉、蛋黄、豆类、乳制品、各种坚果、酵母菌。建议成人每日摄入胆碱550毫克。

次亚麻油酸：次亚麻油酸可与其他成分组合成一种类激素物质——前列腺素，能参与人体多项重要代谢与循环工作。前列腺素有抗血栓、抗凝血与扩张血管等作用，能使血液流通顺畅、降低动脉压。其主要的食物来源为：燕麦、黄豆及其制品、月见草油、葵花油、橄榄油。

牛磺酸：肾上腺素分泌与交感神经敏感时，血压会上升，而牛磺酸能抑制前述两者，避免人体因紧张、压力、盐分过量而导致的血压值居高不下。其主要的食物来源为：猪肉、牛肉、羊肉、鱼虾及贝类。

烟酸：烟酸具有降低胆固醇与三酰甘油的功能，同时可以扩张血管、促进血液循环，对降低血压也很有帮助。其主要的食物来源为：糙米、小麦胚芽、香菇、芝麻、花生、酵母、动物内脏、牛肉、猪肉、鸡肉、乳制品、绿豆、鱼类、紫菜。建议成人每日摄入烟酸15毫克（约120克猪肝）。

4. 原则四：过多的热量，能不吃则不吃

据观察，过多摄取某些营养素会降低高血压患者的抵抗力，并使病情加重。我们的身体是由上百亿个细胞所构成的有机体，每一个细胞就像是利用营养物质和氧产生能量的化工厂，又像是不同形式能量的转换站，如肌肉细胞能够把

热能转化成机械能，使人产生力量。正常情况下，人体需要的热量是与食欲相适应的，当正常食欲得到满足时，其需要的热量一般也可满足，体重可以维持不变；假如热量供给过多，就会导致体重增加。单从这一方面来讲，高血压患者就不应该忽视日常饮食中对热量摄入的控制。

研究表明，患心血管疾病的人以任意进食动物脂肪者居多。作为已患有高血压或者具有发生高血压倾向的人，其体内的脂肪组织会逐渐增加，而其他活动性组织则相应减退，整个机体的代谢水平降低，加上多数高血压患者年龄偏高、活动量少，消耗的热能也相对减少。因此，高血压患者应该注意控制热量的摄入。

高血压患者应减少多余热量的摄入，将体重控制在标准范围内。体重每增加12.5千克，收缩压可上升10毫米汞柱

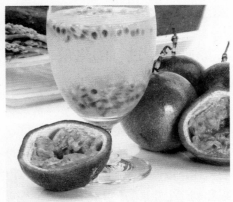

◎避免多余热量，用水果代替甜点或加餐，拒绝甜食

（1.33千帕），舒张压可升高7毫米汞柱（0.93千帕）。因此，肥胖者应减少多余热量的摄入，控制体重，以每周减轻1.0～1.5千克为宜。

高血压患者每日热量摄入值应小于7950千焦（1900千卡）。热量摄入可根据劳动强度而定，建议每千克体重供给105～126千焦（25～30千卡）的热量或更低。膳食中可提供能量的成分有蛋白质、脂肪、糖类和酒精，应全面控制摄入量。

在制作食物时，宜采用清蒸、煮、拌的烹饪方法，不宜采用煎、炸、烤等方式，如鸡腿煮熟后可凉拌，而不是油炸。

尽量不加沙拉酱等调味料，如直接食用苹果，而不是加沙拉酱或蛋黄酱制成沙拉食用。

用鲜榨果蔬汁代替碳酸饮料等甜味饮料。

用水果作为甜点或加餐，而不是食用糖、蛋糕等甜食。

5. 原则五：常见高血压并发症的饮食调养方搭配

高血压常常并发肥胖症、糖尿病、高脂血症、高尿酸血症、肾功能减退、心力衰竭、便秘、心脏病等疾病，并发这些疾病的高血压患者在饮食调理上有不同的特点。

并发肥胖症：减肥 + 降压

高血压并发肥胖症患者的饮食原则：控制热量摄入；少食多餐，细嚼慢咽，每顿用餐时间不少于 20 分钟；多吃杂粮或粗粮、新鲜蔬菜和瓜果。

宜食食物：绿豆、刀豆、四季豆、牛奶、鱼、虾、瘦肉、芹菜、油菜、竹笋、白萝卜、茭白、冬瓜、黄瓜、丝瓜、大白菜、茄子、海带、香菇、海蜇、燕麦片、高粱米、苹果、柚子、猕猴桃、山楂等。

忌食或少食食物：油炸食品、罐头食品、甜点、糖果、蜜饯、曲酒、肥肉、动物油、花生、核桃、瓜子、腌制品、冰激凌、麦乳精、巧克力、奶油、桂圆、荔枝、椰子等。

并发糖尿病：控糖 + 降压

高血压并发糖尿病患者的饮食原则：在维持理想体重的基础上控制总能量；主食多选择血糖指数较低的全谷类和粗粮；食物清淡、少盐；多摄入富含膳食纤维的食物。

宜食食物：菠菜、蕹菜、白菜、橄榄菜、芹菜等叶茎类蔬菜；番茄、冬瓜、苦瓜、黄瓜、佛手瓜等瓜茄类；果胶等琼脂类食物。

忌食或少食食物：红糖、冰糖、蜂蜜等简单糖类；巧克力、糖果、蜜饯、冰激凌、甜点等各类甜食；可乐、雪碧、椰奶等含糖饮料；高脂肪油炸食物；香肠、火腿、咸肉等加工肉类。

并发高脂血症：调脂 + 降压

高血压并发高脂血症的饮食原则：避免高脂肪、高胆固醇的食物；避免重油、油炸、煎烤和过咸的食物；烹调用油限量，最好选用茶油或改良菜油作为烹调用油。

宜食食物：燕麦、荞麦、玉米、高粱等谷类；大豆及其制品、赤豆、绿豆、花豆等豆类；低脂奶、脱脂奶、低脂奶酪；青鱼、鲫鱼、虾；青菜、白菜等各种叶菜类；苹果、桃等水果。

忌食或少食食物：蛋黄、脂肪高的肉类、花生、坚果、重油糕点、各种油脂、全脂奶、高脂肪食物、加工肉类、盐腌食物、烟熏食物、蟹黄、鱼子、动物内脏、乌贼、鱿鱼等。

并发高尿酸血症：限嘌呤 + 降压

高血压并发高尿酸血症患者的饮食原则：控制热量摄入；限制嘌呤摄入；少食油盐；多摄入水分；多食蔬菜水果。

可随意选用低嘌呤或不含嘌呤的食物：各种淀粉、精白面包、饼干、馒头、面条等谷类；各种鲜奶等乳制品；结球甘蓝、胡萝卜、鸡毛菜等蔬菜及各种薯类；各种鲜果、干果、果酱、果汁。

限量食用嘌呤含量较少的食物：芦笋、花椰菜、羊肉、火腿等。每日 1 次，每次不超过 100 克。

忌食高嘌呤食物：凤尾鱼、肉汁、蟹黄、沙丁鱼，以及动物的肝脏、肾脏、脑。

并发肾功能减退：限蛋白 + 降压

高血压并发肾功能减退患者的饮食原则：控制每日蛋白质的摄入量，一般为每日 30～50 克；摄入一定的糖类及脂类以提供所需能量；食物多样化，宜清淡、少盐，避免油炸及烟熏食物；避免食用豆类食品和高钠食品。

宜食食物：山药、藕、西米等；白菜、苦瓜、丝瓜、冬瓜、金瓜、黄瓜、南瓜、番茄、茄子等蔬菜；梨、橘子、苹果、草莓、猕猴桃、桃子、西瓜、葡萄、杧果、木瓜等新鲜水果。

忌食食物：动物内脏、蛋黄等含胆固醇高的食物；咸肉、香肠、火腿等加工肉类；咸蛋、咸菜等盐腌食品；加盐面条、糕点及含盐调味料。

并发心力衰竭：减轻心脏负荷 + 降压

高血压并发心力衰竭患者的饮食原则：少食多餐；每日能量摄入满足需要即可；低钠盐、少饮水；蛋白质的量不宜过高或过低，适量食用煮烂的鱼、蛋、瘦肉；多食用含钾丰富的蔬菜和水果。

宜食食物：软饭、各种米粥；豆腐、山药、菠菜、白菜、番茄、茄子、丝瓜、冬瓜；香蕉、苹果、橘子、猕猴桃、草莓、葡萄；青鱼、鲈鱼、鳜鱼、河虾、瘦肉、禽肉；蘑菇、木耳；牛奶、酸奶等。

忌食或少食食物：咸肉、午餐肉等加工肉类；动物内脏、奶油、奶类、氢化植物油；咸蛋、松花蛋及盐腌食品；含盐和加碱面条、点心；糖果、高脂肪糕点；过多的粗粮；油炸或烟熏食品、风干食品、高脂海产品。

并发便秘：通便 + 降压

高血压并发便秘患者的饮食原则：结肠张力减退性便秘，食物应富含纤维；结肠痉挛性便秘，食物应少刺激性；直肠型便秘，关键在于重视便意。

宜食食物：燕麦、荞麦、玉米、低脂奶酪、青鱼、鲫鱼、虾、海蜇、兔肉、菠菜、白菜、马铃薯、苹果、香蕉等。

忌食食物：各种油脂、全脂奶、高脂肪食物、加工肉类、盐腌食物、烟熏食物、鱼子、动物内脏、乌贼、鱿鱼等。

并发心脏病：合理饮食 + 降压

高血压并发心脏病的饮食原则：多吃新鲜的蔬菜和水果；控制盐的摄入；多吃动物蛋白；控制胆固醇、脂肪酸的摄入；一般每天每千克体重摄入优质蛋白质 1 克左右为宜；戒烟限酒。

宜食食物：山药、高粱、马铃薯、藕、淀粉、粉丝、藕粉、西米等薯类及淀粉类；苦瓜、花椰菜、丝瓜、冬瓜、黄瓜、南瓜、菠菜、番茄、茄子等蔬菜；虾、蟹、草鱼、白带鱼等；梨、橘子、苹果、草莓、猕猴桃、桃子、西瓜、葡萄、杧果、木瓜等新鲜水果。

忌食食物：动物内脏、咸肉、咸蛋、香肠、火腿及含盐调味料。

三、谨记饮食宜忌才能稳定血压

高血压患者需谨记日常生活中的饮食宜与忌，并且严格遵循。

1. 早晨一杯水，健康相伴随

科学研究和实践证明，老年人及心血管疾病患者每天早晨喝 1 杯温开水，并且做到持之以恒，有利尿及帮助排便、排毒的作用，同时还有助于预防高血压、动脉硬化。现代医学研究表明，动脉硬化的发生与食盐中的钠离子在血管壁上的沉积有关。若在早晨起床后马上喝杯温开水，可把前一天晚餐吃进体内的氯化钠尽快排出体外。平时饮水多、爱喝茶的人，高血压、动脉硬化等病的发病率低；反之，早晨吃干食，又无喝水习惯的人，到了老年，高血压、动脉硬化等病的发病率会相对增高。

2. 早餐一定要吃对吃好

早餐不但要吃，还要吃好吃对。国外营养学家认为，除了淀粉类食物，早餐还要摄入足够数量的蛋白质和脂肪，做到摄入与支出平衡，只有这样才能确保健康。

同时还应注意以下三个方面：首先，起床后不要马上吃早餐，中老年人的胃功能相对较弱，所以，起床后

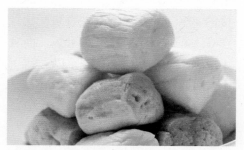

◎吃好早餐有学问，应摄取足够蛋白质和脂肪

到用餐时间之间，应有一段时间让胃部做好充分的准备。其次，早餐不要吃得太饱，高血压多发生于中年人和肥胖者，早餐吃七分饱可以减轻肠胃的负担，使体重保持在理想范围以内，这对控制血压和血脂以及改善患者的自觉症状很有好处。而且食物进入胃中会使血压上升，如果吃得过饱，血压更会快速升高。习惯吃七分饱还可使降压剂充分发挥效果。最后，饭后不宜马上运动，饭后 15 ~ 20 分钟即使静止不动，心脏的负担也等于平常走路时的负担，有些人甚至会在饭后出现疼痛现象（饭后狭心症）。匆匆忙忙吃完早餐、慌慌张张出门的人，无疑是在为自己制造高血压。所以说，饭后休息 30 分钟是最理想的。

3. 中午吃饱，一天不饿

午餐是一天中主要的一餐。由于上午体内热量消耗较大，午后还要继续工作和学习，因此不同年龄的人，午餐补充的热量都应占每天摄入总热量的40%。主食根据三餐食量配比，宜在150～200克，可在米饭、面食（馒头、面条、大饼、玉米面发糕等）中任意选择。副食宜在240～360克，以满足人体对矿物质和维生素的需要。副食种类的选择很广泛，如肉类、蛋类、奶类、禽类、豆制品、海产品、蔬菜等，按照科学配餐的原则挑选几种，相互搭配食用。一般宜选择50～100克的肉类、禽类、蛋类，50克豆制品，再配上200～250克蔬菜。午餐要吃些耐消化又能产生高热量的炒菜，使体内血糖继续维持在高水平，从而保证下午的工作和学习。但是，中午要吃饱不等于要暴食，一般吃到八九分饱就可以了。

4. 下午茶营养巧搭配

喝下午茶和单纯吃零食是不同的，零食的热量会储存到体内，而下午茶同其他正餐一样，有相当一部分热量用来供机体消耗。下午茶还可以帮助人们保持精力到黄昏，这样晚餐就可以清淡一点儿，从而使人养成健康的饮食习惯。下午茶的原则仍是选择2～3种具有互补作用、可以保证营养均衡

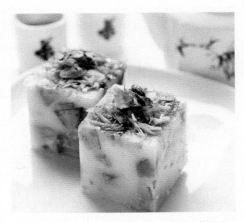

◎下午茶营养搭配要均衡，忌吃刺激性食品

的食品，比如谷物食品（饼干、面包）配奶制品（酸奶、白奶酪）或一种时令水果，当然还得有饮料，各种形式皆可，但最好是水。下午茶忌饮用咖啡、浓茶、碳酸饮料。

5. 科学安排晚餐

高血压患者应该合理科学地安排晚餐：①晚餐要定时、有规律。晚餐不可吃得太晚，在晚上6点以后7点以前吃最好，这样，在晚餐4小时以后，即到晚上10点或11点左右睡觉正好。同时应注意，晚餐时间要固定，形成规律。②食物宜清淡为主。高血压患者的饮食原则就一个字——淡。现代医学研究表明，饮食过咸是引起高血压的危险因素之一。③晚餐量要少。晚餐在量的方面也有讲究，最好只吃八分饱，可防止肥胖、安定血压，

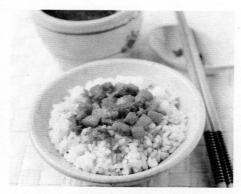

◎科学、合理地安排自己的晚餐并形成规律

即使不想减肥，只要坚持吃八分饱的饮食习惯，就能产生降低血压的效果。④降低摄盐量。对高血压患者来说，每日摄盐量应限制在 6 克以内，而老年高血压患者每日摄盐量应限制在 4 克左右，这对降低和稳定血压大有裨益。⑤补充机体可吸收的钙。有资料报道，高血压患者每天补充 1000 毫克钙，连用 8 周，就可使血压明显下降。⑥主食以粗粮为主。高血压患者晚餐宜多吃粗粮、杂粮，如糙米、玉米等，少吃精制的米和面。⑦严格控制饮酒。高血压患者平时要严格控制饮酒，每日饮酒量必须限制在 50 毫升以内，切忌一次饮完，禁止酗酒。

6. 严格控制食盐摄入量

世界卫生组织 (WHO)2007 年提出建议：每人每日食盐推荐摄入量为最高 5 克。高血压患者每日食盐量不应超过 3 克，糖尿病并发高血压患者不超过 2 克。常见高钠食物中，20 克腌芥菜头相当于 4 克食盐，20 克酱油相当于 3 克食盐，20 克榨菜相当于 2 克食盐，20 克香肠、火腿相当于 1 克食盐。加"碱"馒头中也含有钠，每食用 100 克加"碱"馒头相当于摄入 0.8 克食盐。

7. 熟知植物油功效，选对很重要

各类植物油的成分和功效有所不同，如橄榄油含角鲨烯、谷固醇和 β - 胡萝卜素等成分，经常食用可防止钙质流失，能预防消化系统疾病、心脏病、高血压，还有降低胃酸、降低血糖等作用；大豆油的脂肪酸构成较合理，含较丰富的维生素 E、维生素 D 和卵磷脂，可促进儿童大脑发育；花生油含有单不饱和脂肪酸、白藜芦醇、叶酸、锌，有防治心血管疾病、预防新生儿神经管畸形、增进儿童食欲、促进生长发育的功能；葵花子油含亚油酸、维生素 E、胡萝卜素和钾，有助于女性美容；菜油含有丰富的不饱和脂肪酸，有促进儿童发育、维持人体正常的新陈代谢、降低胆固醇、预防心血管疾病的功能；粟米油含较丰富的卵磷脂、维生素 A、维生素 B_1 和维生素 B_2 等，有助于降低血脂和防止动脉粥样硬化的发生、维护女性皮肤健康；茶油含茶多酚和山茶苷，有降低胆固醇的功效。

8. 优选蛋白质

鱼类、大豆及其制品（豆浆、豆腐、豆腐皮等）是高血压患者最佳的蛋白质来源。鱼肉中含有丰富的蛋氨酸和牛磺酸，可以促进尿液中钠的排出，抑制钠盐对血压的影响，从而起到调节血压的作用。大豆中含有植物蛋白质，可以降低血浆胆固醇浓度，防止高血压的发生和发展，对心血管病有很好的防治作用。

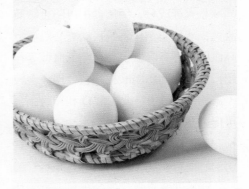

◎优质植物蛋白可调节血压，降低血浆胆固醇浓度

9. 留住食物中的"钙"

如何让钙的吸收和利用更加充分，教你几个技巧：①烹调荤菜时常用醋。在酸性环境中，鱼骨、排骨中的钙更易溶出，而且钙与蛋白质在一起时，最容易被吸收。②烹饪时，用小火长时间焖煮，可使钙溶出得更完全。③绿色蔬菜要先焯一下。由于草酸易溶于水，在烹调前先将这类蔬菜在沸水中焯一下，就可除去其中的草酸，避免钙的流失。④大米和白面中含有很多植酸，影响钙的吸收。因此，可将面粉发酵，或把大米先在温水中浸泡一下，可以去除部分植酸。⑤豆腐可与海鱼一起炖。海鱼含有维生素D，可促进豆腐中钙的吸收，使钙的生物利用率大大提高。⑥奶类及奶制品不仅含钙丰富，而且也富含其他矿物质和维生素，尤其是维生素D，可以促进人体对钙的吸收和利用。

10. 多吃鱼更健康

我们经常进食的肉类，如猪肉、羊肉都含有较高的胆固醇和饱和脂肪酸，这两种成分与动脉硬化直接相关。而鱼类食物则含有较多的不饱和脂肪酸，以鱼肉代替畜肉可以降低食物中的总脂肪及饱和脂肪酸的摄入，不但有利于控制血脂水平，而且对降低血压也有明显的益处。另外，鱼类蛋白是优质蛋白质，适合患有低蛋白血症的人和肾功能不良的老年高血压患者食用。

11. 饭后休息，血压不升

饭后肠胃充血，大脑相对供血不足，宜小憩一会儿助血压平稳。虽说"饭后百步走，能活九十九"，但是高血压患者不应饭后立即活动。早餐后，胃肠充血，大脑相对供血不足，如果立即活动，血压会受影响，头会发晕，饭后可稍坐 10 分钟左右，再做其他活动。午饭后，高血压患者也应睡半小时左右。如无条件，可坐着打个盹儿，有助血压平稳。

12. 合理、适量进补

高血压患者也可通过适量进补来调整机体的平衡，降低血压。从中医的观点看，高血压是由阴虚阳亢、阴阳两虚、肝脏阴虚、气血两亏以及心火上升等阴阳失调引起的。因此，根据"虚则补之，实则泻之"的原则，高血压患者也可通过进补来纠正人体的阴阳失调，调整机体的平衡，降低血压。选择适当的补品适量进补，则能收到较好的效果。

13. 精选适合的烹调方式

食物的烹调方式很多，它们在饮食健康和口味上各有千秋，下面介绍 5 种适宜高血压患者的食物烹调方式。

（1）煮：这种烹调方式对糖类及蛋白质能起到部分水解作用，对脂肪的影响不大，但会使水溶性维生素如维生素 B_1、维生素 C 以及矿物质如磷、钙等溶于水中。

（2）蒸：这种烹调方式对营养成分的影响和煮相似，但矿物质不会因蒸而受到损失。

（3）炖：这种烹调方式可使水溶性维生素，如维生素 B_1、维生素 B_2、维生素 B_6、维生素 B_{12}、叶酸、维生素 C 以及矿物质如磷、钙、镁等融入汤中，但一部分维生素会受到破坏。

（4）焖：焖的时间长短同营养素损失的多少成正比，但焖熟的菜肴酥烂、汁浓、味重、易于消化。

（5）熘：因这种烹调方式在原料上裹上了一层糊，从而减少了其中营养素的损失。

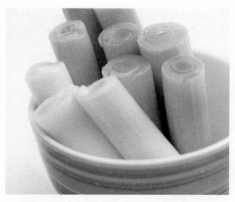

◎蒸、煮、炖、焖、熘，这些烹调方式可减少营养素的损失

14. 忌讳常食高胆固醇食物

肥肉是含有饱和性脂肪酸的动物性脂肪，如果食用过多，时间长了会使血液中的胆固醇含量增高。胆固醇堆积在动脉内壁上可使动脉管腔变窄，从而影响供血，引起头晕、头痛，甚至动脉硬化。冠状动脉硬化可引起心

肌梗死、心绞痛、脑动脉硬化；动脉血栓形成或破裂时，可引起脑血管阻塞或脑血管出血，这就是我们常说的脑卒中；四肢动脉硬化可引起肢体坏死；肾动脉硬化可引起顽固性高血压。

另外，过多地食用动物性脂肪还可引起胆囊炎、胆石症、胰腺炎等疾病。年龄在40岁以上的高血压患者应特别注意日常饮食。荤腥食物（含动物性脂肪的食物）或多或少都含有胆固醇，高血压患者特别是动脉硬化的患者不宜经常食用，但也不必完全禁食，应该根据血液中胆固醇含量及是否有动脉硬化等情况来适当予以控制。高血压患者应选择每100克中含胆固醇在100毫克以下的食物。

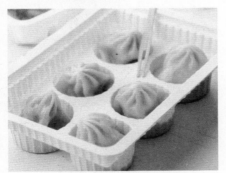
◎长期高胆固醇饮食对身体有害无益

15. 鸡汤不宜过量进补

高血压患者可适量地饮用鸡汤，但不可盲目进补。研究证明，高胆固醇、高血压、肾脏功能较差者、胃酸过多者、胆管疾病患者，适量饮用鸡汤是可以的，但不宜多喝。如果盲目用鸡汤进补，只会进一步加重病情，对身体有害无益。需特别注意的是，老年患者要少喝鸡汤。

16. 快餐吃多无好处

吃快餐会导致食盐的过量摄入，建议少吃为宜。爱吃快餐食物的人群患高血压的风险要高于其他人，这是因为快餐食物中含有的盐分过多，长期食盐过量就会导致高血压、脑卒中、冠心病等心脑血管疾病。世界卫生组织建议，健康人通过饮食摄取的最佳盐量为每人每日不应超过5克。如果能长期保持每天摄入的盐量低于5克，可使25～55岁人群的收缩压降低9毫米汞柱（约1.2千帕），到55岁时冠心病死亡率可降低16%。来自英国赫特福德大学的研究人员对数十种快餐食物进行调查之后发现，快餐食物如方便面、速冻食品等含有相对较高的盐分。研究报告指出，为了让食物存放期长一点儿，生产商会加入大量盐到快餐食物中，比如一包方便面大约含2.3克盐。所以，在这里要提醒各位忙于工作而无暇做饭常常依靠快餐食物过日子的现代人，要注意尽量控制自己每天食用快餐食物的分量。

17. 不能经常吃太饱

　　长期饱食使摄入的营养量超过身体的需要量，不但会让过多的脂肪贮存在体内，而且糖和蛋白质也会在体内转化成脂肪贮存起来。贮存的这些脂肪大多分布在皮下、肝脏、腹壁以及腹腔内的大网膜和肠系膜上，会造成腹压增高、腹壁肌肉松弛、腹部向外突出，这样不仅走路困难，而且稍微活动一下就会气喘。医学研究认为，长期饱食不但不利于人体健康，而且会使人未老先衰、缩短寿命，并会诱发胆石症、胆囊炎、糖尿病等，对脑力劳动者的不利影响更大。因此，饮食要讲究科学，不宜长期吃得过饱，高血压患者更应注意。

18. 天然盐不宜过量食用

　　盐有两种，一种是天然盐，是从海水中提取制成；另一种是精盐，是用真空式蒸发罐将天然盐进行加热蒸发而成。所谓"天然盐"就是在日晒盐中加入盐卤，用平底锅加热并蒸干水分制成的。盐卤是指海水用以提取盐后所剩的苦味液体，该液体中含有丰富的能溶于海水中的矿物质，故"天然盐"滋味爽口，自古就有品尝美味"天然盐"的说法。不过"天然盐"中矿物质的含量依然很少，就算用量很多，也难以满足维持身体健康所必需的矿物质含量。因此，天然盐不宜大量食用。

19. 高血压患者不宜食用的食品类型

　　炸、烤、熏、煎等烹调方式虽然能使食物在口味上显得更为香、脆、嫩一些，但是这些食物不太适宜高血压患者食用。

　　（1）炸：虽然油炸食物香、脆、嫩，但由于油炸时温度高，对许多营养素都有不同程度的破坏。蛋白质因高温而严重变性，脂肪也因油炸而失去功能。

　　（2）烤：这种烹调方式不但使维生素 A、维生素 B_1、维生素 B_2、维生素 C 受到相当大的破坏，也损失了部分脂肪，而且如果使用明火直接烤，还可能使食物产生致癌物质。

　　（3）熏：这种烹调方式能使食物产生诱人的香味，色泽美观，但是会使维生素特别是维生素 C 受到破坏，并损失一部分脂肪，同时也可能产生致癌物质。

　　（4）煎：这种烹调方式虽然能使食物外酥里嫩，但是对其中的维生素及其他营养素有一定的破坏。

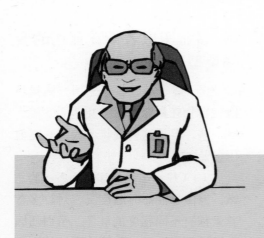
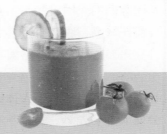
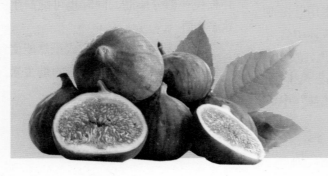

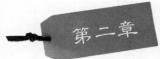
第二章

降压第二关
降压食材食谱帮你轻松降血压

　　从现代的医学角度来看，食物能用于疾病的预防保健甚至是辅助治疗，主要是因为食物中含有的营养成分能发挥其特有的功效。生活中很多常见的食材具有一定的降压功效，可用于高血压的辅助治疗，如绿豆，它是典型的高钾低钠食品，其富含的钾可以促进人体钠的排出，软化血管，从而降低血压，维持血压稳定，并保护心脏，预防心脑血管性疾病发生。

　　本章所列出的食物均适合高血压患者食用，并对每一种食材详解其食疗作用、搭配宜忌等基本信息。

黄豆

【别名】大豆、黄大豆

【性味归经】性平，味甘，归脾、大肠经

【降压关键词】辅助降血压，预防高血压和血管硬化

黄豆含有一种特殊成分——异黄酮，它能降低血压和胆固醇，可预防高血压及血管硬化。中医认为，黄豆可健脾益气、宽中润燥、补血利水、降低胆固醇。

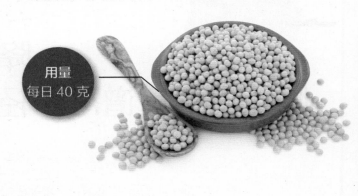

用量
每日 40 克

选 购 保 存

颗粒饱满、大小及颜色一致、无杂色、无霉烂、无虫蛀、无破皮的是好黄豆。宜将黄豆晒干，再用塑料袋装起来，放在阴凉干燥处保存。

食 用 建 议

动脉硬化、高血压、冠心病、高脂血症、糖尿病、营养不良等患者可经常食用黄豆，有较好的食疗功效。但是，黄豆也有一定的食疗禁忌，患有肝病、肾病、痛风、消化功能不良、胃脘胀痛、腹胀等慢性消化疾病的人应尽量少食黄豆。

食疗作用	黄豆含有抑胰酶，对糖尿病患者有益。黄豆中的各种矿物质对缺铁性贫血有益，而且能促进酶的催化、激素分泌和新陈代谢。黄豆富含多种抗癌成分，对前列腺癌、皮肤癌、肠癌、食管癌等几乎所有的癌症都有抑制作用。

搭配宜忌

宜
黄豆 + 大枣 ➡ 补血、降血压
黄豆 + 茼蒿 ➡ 缓解更年期症状

忌
黄豆 + 核桃 ➡ 导致腹胀
黄豆 + 虾皮 ➡ 影响钙的吸收

降压吃法一
醋渍黄豆

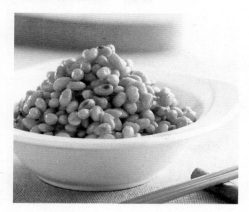

【材料】 黄豆 40 克，红砂糖 10 克，白醋 5 毫升

【做法】

1 将黄豆洗净，用清水浸泡 8 小时备用。

2 将黄豆放入蒸笼里，用中火蒸 1 小时，取出备用。

3 锅洗净，置于火上，将红砂糖和半碗水一同放入锅内，用中火煮沸，放入已蒸好的黄豆，煮至水快收干时加入白醋炒匀即可食用。

【调理功效】 黄豆中含有一种特殊成分——异黄酮，它能降低血压和胆固醇，而且醋具有软化血管、降低血压、预防动脉硬化的作用。所以常吃本品可预防高血压、血管硬化、冠心病、脑卒中等心脑血管疾病的发生。

降压吃法二
黄豆烧豆腐

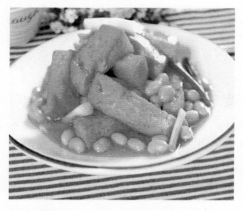

【材料】 豆腐 500 克，黄豆 100 克，盐、味精、葱花、生姜末、鲜汤、水淀粉、香油、植物油各适量

【做法】

1 将黄豆洗净，放入沸水中焯一下；豆腐洗净，切块。

2 起油锅，下入豆腐块煎至两面金黄时出锅。

3 油爆葱花、生姜末，加入盐、鲜汤烧沸，下豆腐、黄豆，烧至入味，用水淀粉勾芡，加味精，淋上香油即成。

【调理功效】 黄豆不含胆固醇，还能补中益气、清热化湿，实为高血压、高脂血症、高胆固醇及动脉硬化、冠心病患者的食疗佳肴。此外，黄豆中的各种矿物质对缺铁性贫血有益，而且能促进酶的催化和激素的分泌，对妇女更年期综合征患者有较好的食疗作用。

甘薯

【别名】山芋、地瓜、番薯、红薯

【性味归经】性平，味甘，归脾、胃经

【降压关键词】有效降低血压，预防心脑血管疾病

甘薯富含大量黏多糖类物质，可保持人体动脉血管的弹性，防止胆固醇在血管壁沉积，从而可有效降低血压，预防动脉硬化、冠心病以及脑卒中等病症。

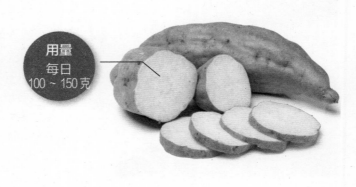

用量
每日
100~150克

选 购 保 存

优先挑选表面光滑、无黑色或褐色斑点、闻起来没有霉味的纺锤形状甘薯。表面有斑点或有发芽的甘薯有毒，不要购买。发霉的甘薯含酮毒素，不可食用。保存时宜放冰箱冷藏，或放在阴凉干燥处。

食 用 建 议

甘薯营养价值很高，一般人群皆可食用，尤其适合高血压、高脂血症、肥胖症、冠心病、动脉硬化、便秘等病症的患者食用。但胃及十二指肠溃疡及胃酸过多的患者不宜食用，因其可以促使胃酸增多而加重胃黏膜的损伤，不利于胃及十二指肠溃疡、胃酸过多患者的病情。

食疗作用

甘薯能供给人体大量的黏液蛋白、糖、维生素C和维生素A，因此具有补虚乏、益气力、健脾胃、强肾阴以及和胃、暖胃、益肺等功效。常吃甘薯能防止肝脏和肾脏中的结缔组织萎缩，预防胶原病的发生。

搭配宜忌

宜
甘薯 + 甘薯叶 → 降压降脂
甘薯 + 粳米 → 增强体质

忌
甘薯 + 鸡蛋 → 不容易消化
甘薯 + 番茄 → 易导致腹泻

降压吃法—
清炒甘薯丝

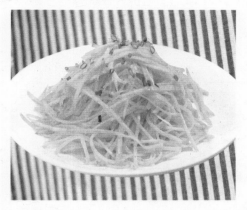

【材料】甘薯200克，盐3克，鸡精2克，葱花3克，食用油适量

【做法】

1 甘薯去皮后，放入清水中洗净，切丝备用。

2 锅洗净，置于火上，下入适量的食用油烧热，放入甘薯丝炒至八成熟，加盐、鸡精炒匀。

3 待熟时装盘，撒上葱花即可。

【调理功效】本品具有补虚益气、润肠通便、降脂降压的功效，非常适合体虚乏力、便秘、高脂血症、高血压、冠心病等病症的患者食用。甘薯富含大量黏多糖类物质，可保持人体动脉血管的弹性，降低胆固醇和血压。

降压吃法二
干锅甘薯片

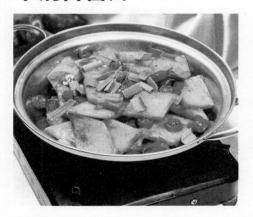

【材料】甘薯500克，红椒20克，盐3克，蒜苗5克，鸡精2克，酱油、红油、水淀粉、食用油各适量

【做法】

1 将甘薯去皮，洗净，切片；红椒去蒂，洗净，切圈；蒜苗洗净，切段。

2 起油锅，放入甘薯滑炒片刻，加盐、鸡精、红椒、酱油、红油炒匀。

3 待炒至快熟时，再放入蒜苗略炒，加适量水淀粉勾芡，最后盛入干锅中用小火烧熟即可。

【调理功效】本品具有健脾补虚、开胃消食、润肠通便、降压降脂的功效，尤其适合体虚便秘、食欲不振、高脂血症、高血压患者食用。甘薯有降低血中胆固醇和血压的作用，可防治高血压、高脂血症和动脉硬化等症。

黑豆

【别名】乌豆、黑大豆、稽豆

【性味归经】性平，味甘，归脾、肝、肾经

【降压关键词】软化血管、降低血压

黑豆中含有亚油酸、卵磷脂、亚麻酸以及钙、镁等营养物质，能有效降低胆固醇和血压，可软化血管，对高血压及冠心病等心脑血管疾病都大有益处。

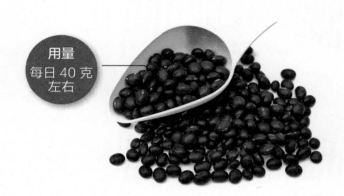

用量
每日 40 克
左右

选购保存

选购黑豆时，以豆粒完整、大小均匀、颜色乌黑者为好，表面有研磨般光泽的黑豆不要选购。黑豆宜存放在密封罐中，置于阴凉处保存，不要让阳光直射。因豆类食品容易生虫，购回后最好尽快食用完。

食用建议

体虚、脾虚水肿、小儿盗汗、自汗、热病后出汗、小儿夜间遗尿、妊娠腰痛、腰膝酸软、肾虚耳聋、白带频多、脑卒中、四肢麻痹等患者可经常食用黑豆，具有一定的食疗功效。但是由于其蛋白质和脂肪含量较高，经常胃肠胀气、消化不良的患者不宜多食。

食疗作用

黑豆有祛风除湿、调中下气、活血、解毒、利尿、明目等功效。其含丰富的维生素E，能清除体内的自由基，可减少皮肤皱纹，达到美容养颜的目的。黑豆中丰富的膳食纤维可促进肠胃蠕动，预防便秘。

搭配宜忌

宜
黑豆 + 牛奶 ➡ 营养丰富
黑豆 + 橙子 ➡ 增强抵抗力

忌
黑豆 + 蓖麻子 ➡ 会对身体不利

降压吃法一
黑豆鸡汤

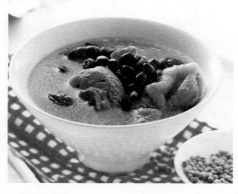

【材料】巴戟天 15 克，黑豆 100 克，鸡腿 1 只，胡椒粒 15 克，盐 1 小匙

【做法】

1 鸡腿用清水洗净，剁块。锅洗净，置于火上，加适量清水烧沸，将鸡腿放入沸水中汆烫后捞起冲净。

2 黑豆用清水洗净。净锅置于火上，将黑豆和鸡腿、巴戟天、胡椒粒一起放入锅里，加水至盖过材料。

3 先以大火煮开，转小火续炖 40 分钟，加盐调味即成。

【调理功效】 本品中的黑豆含有大量可降低胆固醇的元素，能有效地降低血压；而巴戟天具有补肾阳、强筋骨、祛风湿的功效，适合高血压伴肾虚阳痿、遗精、小腹冷痛、腰膝酸软、神疲乏力的患者食用。但阴虚火旺、口干舌燥的高血压患者不宜食用本品。

降压吃法二
豆奶南瓜球

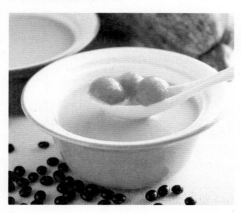

【材料】南瓜 50 克，黑豆 200 克，白糖 10 克

【做法】

1 黑豆洗净后浸泡 8 小时，待软后捞出，倒入果汁机中搅打，再倒入锅中煮沸，滤取汤汁，即成黑豆浆。

2 将南瓜削皮，用清水洗净，然后用挖球器把南瓜挖成圆球，放入沸水中煮熟，捞起沥干，备用。

3 将南瓜球、黑豆浆装杯，加白糖调味即可食用。

【调理功效】 本品中南瓜含有多糖类、类胡萝卜素、氨基酸和活性蛋白等多种对人体有益的成分，还有润肠通便、降血压、美容等功效；黑豆不仅可以降低胆固醇和血压，还能益智补脑、补肾润肠。所以本品非常适合高血压、糖尿病、便秘等病症的患者以及老年人食用。

绿豆

心病

【别名】青小豆、青豆子

【性味归经】性凉，味甘，归心、胃经

【降压关键词】降低血压、保护心脏、防治冠心病

绿豆是典型的高钾低钠食品，钾能够促进钠的排出，还可以软化血管，从而降低血压，维持血压稳定，并可保护心脏，预防心脑血管疾病的发生。

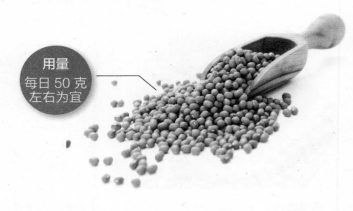

用量
每日 50 克
左右为宜

选 购 保 存

辨别绿豆时，一观其色，如果是褐色，说明其品质已经变了；二观其形，如表面白点多，说明已被虫蛀。将绿豆在阳光下暴晒5小时，然后趁热密封保存。

食 用 建 议

绿豆具有清热利尿的功效，所以有疮疖痈肿、丹毒等热毒所致的皮肤感染及高血压、水肿、急性细菌性结膜炎等病症的患者均可食用绿豆，具有较好的食疗功效。但是绿豆也有一定的食用禁忌，凡脾胃虚寒、肾气不足、易腹泻和正在服用中药者均不能食用绿豆。

食疗作用	绿豆具有清热解毒、消暑止渴、利水消肿、保肝降压的功效。常服绿豆汤对接触有毒、有害化学物质而有可能中毒者有一定的防治效果。绿豆还能够防治脱发，使骨骼和牙齿坚硬，还可帮助血液凝固。

搭配宜忌

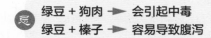

宜　绿豆 + 大米 ➡ 有利于消化吸收
　　绿豆 + 百合 ➡ 降压降糖

忌　绿豆 + 狗肉 ➡ 会引起中毒
　　绿豆 + 榛子 ➡ 容易导致腹泻

降压吃法一
绿豆粥

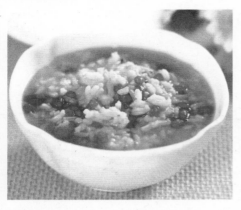

【材料】绿豆 50 克，粳米 100 克，白糖适量

【做法】

1. 将绿豆洗净，再以温水浸泡 2 小时。

2. 泡好的绿豆与洗净的粳米同入砂锅内，加水 1000 毫升，用大火煮沸。

3. 煮至豆烂米开汤稠时，加入白糖即可。

【调理功效】绿豆富含多种维生素以及钙、铁等营养元素，有抑制血脂上升、降低血压的功效；而粳米可益气补虚、健脾和胃、改善胃肠功能。所以本品适合脾胃气虚、内火旺盛的高血压患者食用。但脾胃虚寒、小便频数的患者不宜多食。

降压吃法二
山药绿豆汤

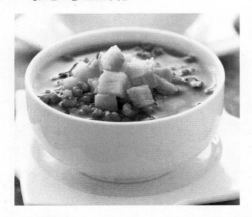

【材料】新鲜山药 140 克，绿豆 100 克，砂糖 10 克

【做法】

1. 绿豆泡水至膨胀，沥干水分后放入锅中，加入清水，以大火煮沸，再转小火续煮 40 分钟至绿豆完全软烂，加入砂糖搅拌至溶化后熄火。

2. 山药去皮，洗净，切小丁。

3. 另外准备一锅滚水，放入山药丁煮熟后捞起，与绿豆汤混合即可食用。

【调理功效】本品中的山药含有大量的黏液蛋白、维生素及微量元素，能有效阻止血脂在血管壁上沉淀；绿豆有清热解暑、利尿消肿、降低血脂和血压的作用。所以本品为高血压、高脂血症、高胆固醇血症、糖尿病、动脉硬化及冠心病患者的药膳佳肴。

燕麦

治心脑血管疾病

【别名】野麦、雀麦

【性味归经】性温，味甘，归脾、心经

【降压关键词】降低胆固醇，预防高血压，防治心脑血管疾病

燕麦是谷物中唯一含有皂苷的作物，可以调节人体的肠胃功能，降低血液中的胆固醇、降低血压，常食可有效地预防高血压、高脂血症及心脑血管疾病。

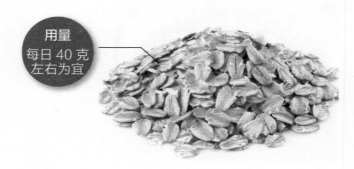

用量
每日40克左右为宜

选 购 保 存

挑选大小均匀、质实饱满、有光泽、无虫蛀的燕麦。密封后放在阴凉干燥处保存。

食 用 建 议

燕麦的营养价值很高，对于很多病症都有良好的食疗功效，脂肪肝、糖尿病、水肿、习惯性便秘、体虚自汗、多汗、盗汗、高血压、高脂血症、动脉硬化等病症的患者以及产妇、婴幼儿以及空勤、海勤人员均宜经常食用燕麦，但孕妇不宜食用。

食疗作用

燕麦具有健脾、益气、补虚、止汗、养胃、润肠的功效，不仅对预防动脉硬化、脂肪肝、糖尿病、冠心病有一定的疗效，而且对便秘以及水肿等都有很好的辅助治疗作用，还可增强人的体力、延年益寿。此外，它还能改善血液循环、缓解生活和工作带来的压力。

搭配宜忌

宜　燕麦 + 绿茶 → 降低血脂
　　燕麦 + 南瓜 → 降低血压

忌　燕麦 + 白糖 → 易胀气
　　燕麦 + 甘薯 → 对健康不利

降压吃法一
燕麦猪血粥

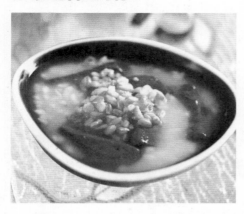

【材料】 燕麦 150 克，猪血 100 克，米酒少许

【做法】

1　将猪血洗净，切成小块；燕麦淘洗干净。

2　锅洗净，置于火上，再将燕麦、猪血同放入锅中，加适量清水，以大火煮沸后再转小火煮 1 小时。

3　待粥成后，加入米酒调味即可。

【调理功效】 本品中的燕麦含有高质量的膳食纤维，有降低胆固醇和血压及防治结肠癌、糖尿病、便秘等功效；而猪血含有一定量的卵磷脂，能抑制低密度脂蛋白的有害作用，有助于防治动脉粥样硬化，同时还能补血，适合贫血的高血压患者食用。

降压吃法二
香菇燕麦粥

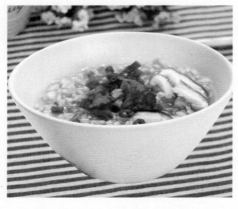

【材料】 香菇、白菜各适量，燕麦片 60 克，盐 2 克，葱 8 克

【做法】

1　燕麦片泡发洗净；香菇泡发洗净，切片；白菜洗净，切丝；葱洗净，切葱花。

2　锅置火上，倒入清水，放入燕麦片，以大火煮开。

3　加入香菇、白菜同煮至浓稠状，调入盐拌匀，撒上葱花即可。

【调理功效】 此粥有降低胆固醇、利水消肿的功效，并且营养十分丰富，含有大量的 B 族维生素，对人体的生长发育和新陈代谢有明显的促进作用。

032

荞麦

【别名】净肠草

【性味归经】性平，味甘，归脾、胃、大肠经

【降压关键词】增强血管壁的弹性和韧度，有效降低血压

荞麦中含有丰富的维生素 P，可以增强血管壁的弹性、韧度和致密性，降低血压；其含有的烟酸成分可促进机体的新陈代谢，扩张血管和降低血液胆固醇。

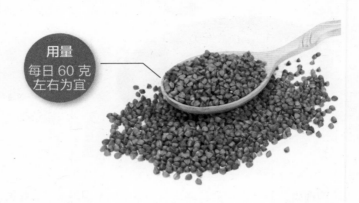

用量
每日 60 克
左右为宜

选 购 保 存

应注意挑选大小均匀、质实饱满、有光泽的荞麦粒。荞麦应在常温、干燥、通风的环境中储存。荞麦面应与干燥剂同放在密闭容器内低温保存。

食 用 建 议

荞麦的营养价值很高，对于很多病症都有良好的食疗功效，食欲不振、饮食不香、肠胃积滞、慢性泄泻等病症的患者可经常食用荞麦，出黄汗、夏季痧症、糖尿病患者更适宜常食荞麦。但体虚气弱、肿瘤、脾胃虚寒者不宜食用；体质敏感的人要慎食。

食疗作用

荞麦具有健胃、消积、止汗的功效，能有效辅助治疗胃痛胃胀、消化不良、食欲不振、肠胃积滞、慢性泄泻等病症。

搭配宜忌

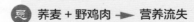

宜　荞麦 + 韭菜 ➡ 降低血糖、血压
　　荞麦 + 瘦肉 ➡ 止咳、平喘

忌　荞麦 + 野鸡肉 ➡ 营养流失

降压吃法—
肉丝黄瓜拌荞麦面

【材料】牛肉 200 克，黄瓜 100 克，荞麦面 150 克，红椒 1 个，盐 3 克，味精 2 克，香油 5 毫升

【做法】

1 黄瓜洗净，切成丝；牛肉洗净，切丝，入沸水中余熟；红椒洗净，切丝。

2 锅内加水烧开，下荞麦面煮熟，捞出。

3 将荞麦面、牛肉丝、黄瓜丝、红椒丝和调味料一起拌匀即可。

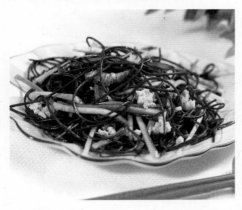

【调理功效】黄瓜中含有的纤维素可以降低血液中胆固醇、三酰甘油的含量，从而对高血压、高脂血症、肥胖症等病症的患者都有很好的食疗作用；而荞麦中含有的维生素成分有调节血脂、扩张冠状动脉的功效。因此，常吃本品可有效预防冠心病。

降压吃法二
牛奶煮荞麦

【材料】鸡蛋 2 个，荞麦 200 克，牛奶、白糖各适量

【做法】

1 将荞麦放入锅中炒香后盛出，再放入搅拌机中打成碎末。

2 将鸡蛋打入杯中，冲入开水。

3 把用开水冲好的鸡蛋倒入牛奶中，搅匀后倒入锅中，再倒入荞麦粉、白糖，煮至入味即可。

【调理功效】本品中的荞麦含有丰富的维生素 P，可以增强血管壁的弹性、韧度和致密性，有降低血压的功效，与鸡蛋、牛奶同食可益气补虚、补脑安神，适合体质虚弱的老年性高血压患者食用，同时还可防治阿尔茨海默病，改善睡眠状况。

小米

【别名】粟米、谷子

【性味归经】性凉，味甘、咸（陈者性寒，味苦）；归脾、肾经

【降压关键词】抑制血管收缩、降低血压

小米富含多种维生素和矿物质，能抑制血管收缩，有效降低血压，防治动脉硬化，是高血压患者的健康食品。它还能健脾益胃、益气补虚，对久病体虚的高血压患者大有益处。

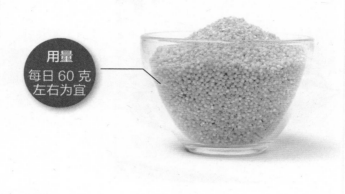

用量
每日 60 克左右为宜

选 购 保 存

购买小米应首选正规商场和较大的超市。宜购买米粒大小、颜色均匀，无虫，无杂质的小米。小米宜贮存于低温干燥避光处。

食 用 建 议

小米的营养价值很高，对于很多病症都有很好的食疗作用，病人、孕妇以及有脾胃虚弱、反胃呕吐、体虚胃弱、精血受损、食欲缺乏、失眠、低热、消化不良、泄泻等症状的患者可以经常食用小米。

| 食疗作用 | 小米有健脾、和胃、安眠等功效；其富含蛋白质、脂肪、铁和维生素等，消化吸收率高，是幼儿的营养食品。同时，它富含人体必需的氨基酸，是体弱多病者的滋补保健佳品；含大量的糖类，对缓解精神压力、紧张、乏力等有很大的作用。 |

搭配宜忌

宜
小米 + 洋葱 → 降脂降糖
小米 + 黄豆 → 健脾和胃

忌
小米 + 杏仁 → 会使人呕吐、泄泻

降压吃法一
小米粥

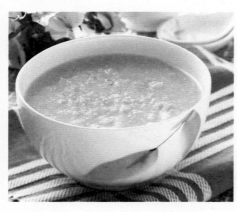

【材料】小米 100 克，干玉米碎粒、糯米各 50 克，砂糖少许

【做法】

1　将小米、干玉米碎粒、糯米分别用清水洗净，备用。

2　将洗净后的小米、干玉米碎粒、糯米一起放入电饭煲内，加入适量清水后开始煲粥，煲至粥黏稠时倒出盛入碗内。

3　加砂糖调味即可。

【调理功效】小米能有效抑制血管收缩，降低血压，可防治动脉硬化；玉米含有丰富的钙、硒和卵磷脂、维生素 E 等，可降低血清胆固醇，对于高血压、冠心病有一定的防治作用。

降压吃法二
桂圆小米粥

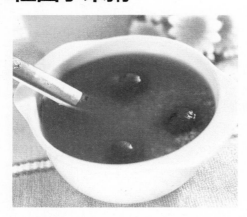

【材料】桂圆肉 30 克，小米 100 克，红砂糖 20 克

【做法】

1　将桂圆肉洗净备用；小米放入清水中淘洗干净备用。将桂圆肉与淘洗干净的小米一起放入洗净的锅内。

2　锅置火上，往锅内注入适量清水，用大火烧开后转小火煮成粥。

3　最后调入红糖，煮至红砂糖溶化，轻轻搅匀使味道均匀即可。

【调理功效】此粥富含蛋白质、维生素和各种矿物质等，可在一定程度上防治高血压，对于高胆固醇血症、动脉硬化、高脂血症、冠心病等也有一定的食疗作用，并且还有补血养心、安神益智的功效。

玉米

【别名】苞米、包谷、珍珠米

【性味归经】性平，味甘，归脾、肺经

【降压关键词】降低血清胆固醇，预防高血压、冠心病

玉米含丰富的钙、硒和卵磷脂、维生素E等，可降低血清胆固醇，减轻动脉硬化和脑功能衰退的程度，可预防高血压、冠心病、脑卒中、阿尔茨海默病。

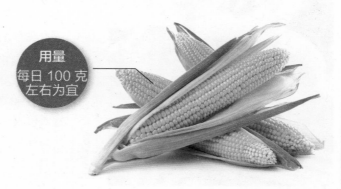

用量
每日 100 克
左右为宜

选 购 保 存

玉米以整齐、饱满、无缝隙、色泽金黄、表面光亮者为佳。保存玉米棒子需将外皮及毛须去除，洗净后擦干，用保鲜膜包起来放入冰箱中冷藏。

食 用 建 议

玉米的营养价值很高，对很多病症都有很好的食疗作用，水肿、脚气病、小便不利、腹泻、动脉粥样硬化、冠心病、习惯性流产等病症的患者可经常食用玉米。吃玉米时应把玉米粒的胚尖全部吃掉，因为玉米的许多营养成分都集中在这里。

| 食疗作用 | 玉米具有开胃益智、宁心活血、调理中气等功效，能降低血脂，可延缓人体衰老、预防脑功能退化、增强记忆力。玉米中含有一种特殊的抗癌物质——谷胱甘肽，它可进入人体内与多种致癌物质结合，使其失去致癌性。 |

搭配宜忌

 宜　玉米 + 蛋清 ➡ 可防止胆固醇过高
　　玉米 + 木瓜 ➡ 可预防高血压

忌　玉米 + 田螺 ➡ 会引起中毒

降压吃法一
枸杞炒玉米

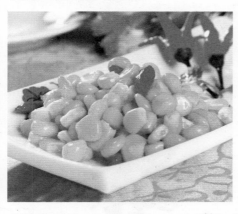

【材料】甜玉米粒 300 克，枸杞 100 克，盐、植物油、味精、水淀粉各适量

【做法】

1 将甜玉米粒、枸杞分别放入清水中洗干净。锅中注入清水，大火烧开，待锅中的水沸腾之后，将甜玉米粒和枸杞分别放进沸水中焯一下。

2 炒锅洗净，置于火上，加入适量的植物油烧热，然后倒入甜玉米粒、枸杞、盐、味精一起翻炒至玉米粒熟软。

3 最后用水淀粉勾芡即可。

【调理功效】玉米含有钙、硒、卵磷脂、维生素 E，具有降低血清胆固醇及预防高血压、冠心病的作用；枸杞具有滋阴补血、增强人体免疫力的功效。故高血压患者可以常吃本品，可有效地预防心脑血管疾病及其并发症的发生，还能补血养颜。

降压吃法二
玉米排骨汤

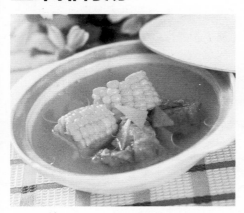

【材料】玉米、排骨各 400 克，姜、盐各 5 克，味精 3 克

【做法】

1 将玉米洗净，切成段；排骨洗净，砍成段；姜洗净，切片。

2 锅中注入清水烧开，下入切好的排骨段，余去血水，捞出沥干水分。

3 将玉米段、排骨段、姜片放入砂锅内，加适量清水，以大火烧沸后转小火煮45分钟，放入盐、味精煲入味即可。

【调理功效】排骨中含有丰富的骨胶原、骨粘连蛋白、钙和维生素，可增强骨髓造血功能，有助于骨骼的生长发育；玉米含有的多种营养成分能有效降低血压，减轻动脉硬化的程度。所以此汤是预防高血压、冠心病、老年性骨质疏松的佳品。

黑米

【别名】血糯米、黑粳米

【性味归经】性平，味甘，归脾、胃、肾经

【降压关键词】降低患心脑血管疾病的风险

黑米中的钾、镁等矿物质有利于控制血压，降低患心脑血管疾病的风险；所含的黄酮类活性物质能维持血管正常的渗透压，减轻血管脆性，预防动脉硬化。

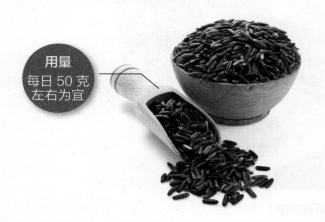

用量
每日 50 克
左右为宜

选 购 保 存

优质的黑米要求粒大饱满、黏性强、富有光泽，不含杂质、无虫蛀。散装黑米需要放入保鲜袋或不锈钢容器内，密封后置于阴冷通风处保存。

食 用 建 议

头昏、眩晕、贫血、白发等患者及产妇适宜经常食用黑米；火盛热燥者忌食黑米。黑米外部有一层坚韧的种皮，不容易煮烂，在煮前要先浸泡一段时间。若黑米没有煮烂就食用，容易引起急性肠胃炎。

食疗作用

黑米具有健脾开胃、补肝明目、滋阴补肾、益气强身、养精固肾的功效，是抗衰美容、防病强身的滋补佳品。同时，黑米含B族维生素、蛋白质等，对于脱发、白发、贫血、流感、咳嗽、气管炎、肝病、肾病患者都有食疗保健作用。

搭配宜忌

宜

黑米 + 绿豆 ➡ 祛暑热、降血压		黑米 + 绿豆 ➡ 清心火、降血压
黑米 + 牛奶 ➡ 可益气、养血		黑米 + 牛奶 ➡ 清热利尿

降压吃法一
黑米黑豆莲子粥

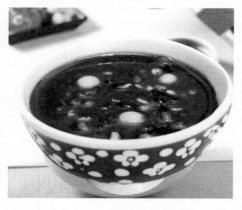

【材料】 糙米40克，燕麦30克，黑米、黑豆、红豆、莲子各20克，白糖5克

【做法】

1　糙米、黑米、黑豆、红豆、燕麦分别用清水洗净，然后分别放进清水中泡发备用；莲子用清水洗净，然后放水中泡发后挑去莲心备用。

2　砂锅置火上，加入适量清水，放入糙米、黑豆、黑米、红豆、莲子、燕麦。

3　以大火煮沸后转小火煮至各材料均熟，粥呈浓稠状，调入白糖拌匀即可。

【调理功效】 本品中的黑米含有钾、镁及黄酮类活性物质，能维持血管正常的渗透压，减轻血管脆性，预防血管破裂以及动脉硬化等症。黑豆、红豆、莲子、燕麦均营养丰富，有助于控制血压，所以本品非常适合高血压患者食用。

降压吃法二
黑米菜饭

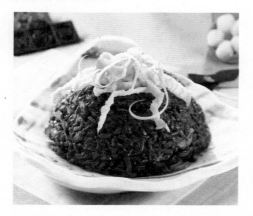

【材料】 黑米150克，包菜200克，胡萝卜50克，鸡蛋1个

【做法】

1　将黑米洗净后浸泡2小时，捞出；包菜洗净后切粗丝；胡萝卜削皮，洗净后切丝。将包菜丝、胡萝卜丝、黑米和匀，放入电饭锅里，注入清水煮粥。

2　鸡蛋打进碗里，用打蛋器打匀，然后用平底锅煎成蛋皮，切丝。

3　待电饭锅开关跳起，续焖10分钟，盛起，撒上蛋丝即成。

【调理功效】 本品中的黑米含有多种维生素、钙、铁及膳食纤维，这些成分都对降低血压有着重要的作用。此外，还能促进胃肠蠕动，预防便秘。包菜和胡萝卜不仅可以降低血压，还有增强免疫力的作用。鸡蛋益气补虚，可改善老年性高血压患者的体质。

薏米

【别名】薏仁米、六谷米

【性味归经】性凉，味甘、淡，归脾、胃、肺经

【降压关键词】预防高血压、高脂血症以及心脏病等

薏米是五谷中含纤维素最多的，其丰富的水溶性纤维素可以降低胆固醇以及三酰甘油的含量，可有效预防高血压、高脂血症、脑卒中、心脑血管疾病及心脏病。

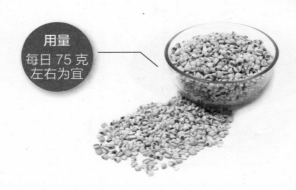

用量
每日 75 克
左右为宜

选 购 保 存

以粒大、饱满、色白、完整者为佳。置于干燥密闭的容器内保存即可。

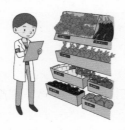

食 用 建 议

薏米的营养价值很高，对于很多病症都有很好的食疗作用，泄泻、湿痹、水肿、肠痈、肺痈、淋浊、慢性肠炎、阑尾炎、风湿性关节痛、尿路感染、白带过多、癌症、高血压患者可以经常食用薏米。但便秘、尿多者及怀孕早期的妇女不宜食用薏米。

食疗作用

薏米具有利水渗湿、抗癌、镇静、抑制骨骼肌收缩、健脾止泻、除痹、排脓等功效，还可美容健肤，对于治疗扁平疣等病症有一定的食疗功效，还有增强人体免疫力、抗菌抗癌的作用。薏米可入药，用来治疗水肿、脚气、脾虚泄泻，也可用于肺痈、肠痈等病的治疗。

搭配宜忌

宜
薏米 + 香菇 ➡ 可降血压、防癌抗癌
薏米 + 腐竹 ➡ 可降低胆固醇

忌
薏米 + 红豆 ➡ 易引起泄泻
薏米 + 杏仁 ➡ 易引起泄泻

降压吃法—
半夏薏米粥

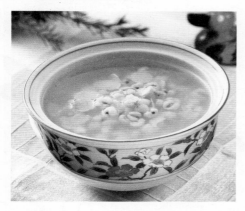

【材料】半夏 15 克，薏米 1 杯，百合 10 克，冰糖适量

【做法】

1　将半夏、百合分别洗净；薏米洗净，浸泡 1 小时，备用。

2　锅置于火上，锅中加水烧开，倒入薏米煮至半熟，再倒入半夏、百合，用小火煮至薏米熟透。

3　最后加入适量冰糖调味即可。

【调理功效】本品中的薏米含有丰富的水溶性纤维素，可以降低血液中胆固醇及三酰甘油的含量；半夏可燥湿化痰，对痰湿型高血压患者有很好的疗效。因此，本品不仅能有效降低血压，还能止咳化痰，对肺热久嗽、咳喘痰多等症均有较好的食疗作用。

降压吃法二
猪腰山药薏米粥

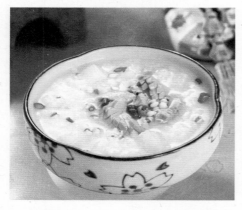

【材料】猪腰 100 克，山药 80 克，薏米 50 克，糯米 120 克，盐 3 克，味精 2 克，葱花、香油各适量

【做法】

1　猪腰洗净，切花刀；山药去皮，切块；薏米、糯米分别淘洗干净，浸泡好。

2　砂锅中注入清水，下入薏米、糯米，大火煮沸后放入山药，煮半小时。

3　放入猪腰，待猪腰变熟，调入适量的盐和味精调味，再淋入香油、撒上葱花即可。

【调理功效】本品可以有效地降低血液中胆固醇的含量，并且还有利水渗湿、补肾强腰、增强机体免疫力的功效，适合肾虚型高血压患者食用。

鲫鱼

【别名】鲋鱼、河鲫

【性味归经】性平，味甘，归脾、胃、大肠经

【降压关键词】优质蛋白质含量高、种类齐全，能防治高血压、动脉硬化

鲫鱼中富含优质蛋白质，且种类齐全，可有效防治高血压、动脉硬化，降低胆固醇和血液黏稠度，预防心脑血管疾病。

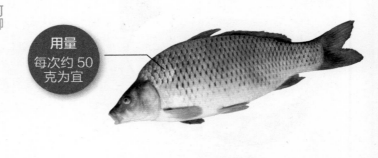

用量
每次约 50 克为宜

选 购 保 存

身体扁平、颜色偏白的鲫鱼，肉质会很嫩。新鲜鲫鱼的眼略凸，眼球黑白分明，眼面发亮。用浸湿的纸贴在鱼眼上，可防止鱼视神经后面的死亡腺离水后断掉，这样死亡腺的功能可保持一段时间，从而延长鱼的寿命。

食 用 建 议

鲫鱼的营养价值很高，对于很多疾病都有很好的食疗功效，慢性肾炎水肿、肝硬化腹水、营养不良性水肿、孕妇产后乳汁缺少以及脾胃虚弱、饮食不香、小儿麻疹初期、痔疮出血、慢性久痢等病症者可经常食用。但感冒者、痛风患者不宜多食。

食疗作用	鲫鱼可补阴血、通血脉、补体虚，还有益气健脾、利水消肿、清热解毒、通络下乳、祛风湿病痛之功效。鲫鱼肉中含极高的蛋白质，易于被人体所吸收，并可促进智力发育。

搭配宜忌

宜
鲫鱼 + 木耳 ➡ 降压降脂
鲫鱼 + 红豆 ➡ 降压、利水消肿

忌
鲫鱼 + 蜂蜜 ➡ 易中毒
鲫鱼 + 芥菜 ➡ 会引起水肿

降压吃法一
蒜蒸鲫鱼

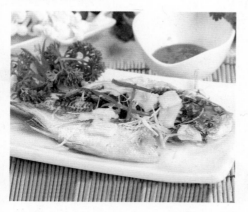

【材料】鲫鱼 1 条，猪肉片 250 克，蒜泥 50 克，盐 3 克，味精、酱油、葱丝、葱片、姜片、姜丝、红椒丝、花生油、香油各适量

【做法】

1　将鲫鱼洗净，抹上味精、少许盐腌渍入味，再在鱼身上放上猪肉片和葱姜片。

2　然后将其上笼蒸熟后取出，去掉猪肉片、葱姜片，加葱丝、姜丝、红椒丝，用热的花生油浇一下。

3　蒜泥加盐、酱油和香油调匀，跟鲫鱼一同上桌，蘸食即可。

【调理功效】鲫鱼能给人体提供优质蛋白，有助于降血压和降血脂，对于预防心脑血管疾病有明显的功效。鲫鱼所含的氨基酸能补脑益智，预防阿尔茨海默病的发生。大蒜被称为"血管清道夫"，能有效预防高血压和心脏病的发生。

降压吃法二
剁椒清香鲫

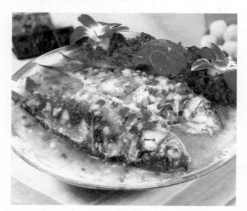

【材料】鲫鱼 2 条，剁椒、红椒、盐、料酒、葱花、姜末、食用油各适量

【做法】

1　鲫鱼洗净，打上花刀，用盐、料酒涂抹均匀；红椒洗净，切碎。将剁椒、红椒、姜末撒在鱼身上，放入蒸盘内。

2　蒸锅置于火上，注入适量清水烧开，将鲫鱼放入蒸锅中，用大火将鲫鱼蒸 8 ~ 9 分钟。

3　出锅，撒上葱花；炒锅中加油烧热，将油浇在鱼身上即可。

【调理功效】本菜中的鲫鱼有补气健脾、利水降压的作用；红椒、剁椒含有丰富的辣椒素，能加速人体的新陈代谢，促进胃液分泌，增强食欲，改善消化功能，还可杀菌防癌，特别适合食欲不振的高血压患者食用。

草鱼

〔别名〕鲩鱼、白鲩

〔性味归经〕性温，味甘，无毒；归肝、胃经

〔降压关键词〕降低血压，加速血液循环

草鱼含有丰富的不饱和脂肪酸，对降低血压、加速血液循环有很好的食疗效果，同时还能预防冠心病、动脉硬化、脑卒中等病的发生，是心血管病人的良好食物。

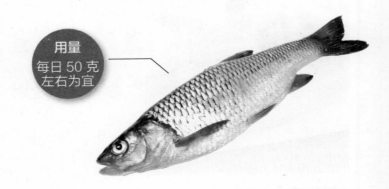

用量
每日 50 克
左右为宜

选 购 保 存

应购买鲜活的草鱼（将草鱼放在水中，游在水底层，且呼吸时鳃盖起伏均匀的为鲜活草鱼）。可将鲜活草鱼宰杀洗净后放入冰箱内保存。

食 用 建 议

一般人均可食用，尤其适合虚劳、风虚头痛、肝阳上亢型高血压、久疟患者食用。此外，冠心病、高脂血症、糖尿病、脑卒中、小儿发育不良、水肿、肺结核、产后乳少等患者均可经常食用草鱼。但女子在月经期不宜食用。

食疗作用

草鱼具有暖胃、平肝、祛风、活痹、截疟、降压、祛痰及轻度镇咳等功能，是温中补虚的养生食品。此外，草鱼对增强体质、延缓衰老有食疗作用。而且，多吃草鱼还可以预防乳腺癌。

搭配宜忌

宜
草鱼 + 冬瓜 ➡ 平肝、降压
草鱼 + 黑木耳 ➡ 利尿、降压

忌
草鱼 + 甘草 ➡ 会引起中毒
草鱼 + 番茄 ➡ 会抑制铜元素释放

降压吃法一
秘制香辣鱼

【材料】草鱼1条，豆豉20克，红尖椒块80克，盐、料酒、香油、老抽、豆瓣酱、水淀粉、葱花、姜末、蒜末、食用油各适量

【做法】

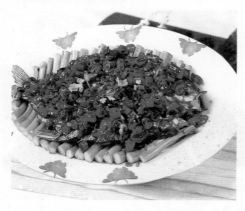

1　将草鱼宰杀，洗净，切开成两半，加盐、料酒、水淀粉腌渍15分钟，再放入沸水中余2分钟，捞出。

2　锅置于火上，调入适量香油，将草鱼煎至鱼身变硬变干，捞出控油待用。

3　油爆红尖椒块、豆豉、豆瓣酱、姜蒜末，放入适量老抽翻炒均匀，倒在鱼上，撒上葱花即成。

【调理功效】本品中的草鱼含有不饱和脂肪酸，常食对血液循环有利，且有增强免疫力的作用，适合高血压患者常吃。豆豉具有发汗解表、开胃消食的作用，可增强高血压患者的抵抗力。

降压吃法二
剁椒草鱼尾

【材料】草鱼尾300克，红椒粒、料酒、盐、葱花、面粉、食用油各适量

【做法】

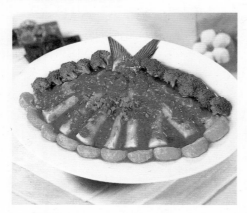

1　草鱼尾处理干净，用盐、料酒腌渍入味。

2　面粉加水调匀，涂抹在鱼尾上，在盘中摆好，入蒸笼蒸8分钟后取出。

3　锅中加油烧热，将红椒粒、葱花炒香，起锅，淋在盘中鱼尾上，出菜前配上盘饰即成。

【调理功效】本品营养丰富，有滋补开胃、利于血液循环之功效，可有效降低血压、扩张血管、预防动脉硬化等症的发生。本品尤其适合身体虚弱、风虚头痛、食欲不振的高血压患者食用。

海带

【别名】昆布、江白菜

【性味归经】性寒，味咸，归肝、胃、肾三经

【降压关键词】降低血压，扩张外周血管

海带富含钙，可降低人体对胆固醇的吸收，降低血压。海带还含有丰富的钾，钾有平衡钠摄入过多的作用，并有扩张外周血管的作用。因此，海带对防治高血压有很好的食疗作用。

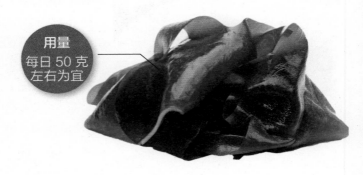

用量
每日 50 克左右为宜

选 购 保 存

质厚实、形状宽长、身干燥、色淡黑褐或深绿、边缘无碎裂或者黄化现象的，才是优质的海带。可将干海带剪成长段，洗净，再用淘米水泡上，煮30分钟，放凉后切成条，分装在保鲜袋中放入冰箱里冷冻起来。

食 用 建 议

海带的营养价值很高，对于很多病症都有很好的食疗作用，甲状腺肿大、高血压、冠心病、动脉粥样硬化、急性肾衰竭、水肿等病症的患者皆可经常食用海带。但是由于其性凉，富含碘，孕妇、甲状腺功能亢进患者不宜食用。

食疗作用	海带具有化痰、软坚、清热、降血压、防治夜盲症、维持甲状腺正常功能的作用。海带还能抑制乳腺癌的发生。另外，海带没有热量，对于预防肥胖症颇为有益。

搭配宜忌

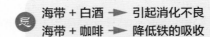

宜　海带 + 木耳 ➡ 降血压、保护血管
　　海带 + 冬瓜 ➡ 降血压、降血脂

忌　海带 + 白酒 ➡ 引起消化不良
　　海带 + 咖啡 ➡ 降低铁的吸收

降压吃法一
海带鸡脚煲骨头

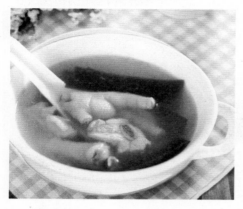

【材料】猪骨、海带各 300 克，鸡脚 200 克，盐适量

【做法】

1　将海带放入清水中泡发，捞出后洗净，切成大片；猪骨洗净，斩成块；鸡脚洗净，对半斩开。

2　将鸡脚和猪骨用沸水余去血水。

3　砂锅置于火上，注入清水，将猪骨、鸡脚、海带一起放入锅中，以大火烧开后转小火煮 40 分钟，加盐调味即可。

【调理功效】猪骨和海带都富含钙，钙可降低人体对胆固醇的吸收，从而有效降低血压。海带含有丰富的钾，有平衡钠摄入过多的作用，并有扩张外周血管的作用，既可降血压又可降血脂和血糖。本品尤其适合老年性高血压以及骨质疏松的患者食用。

降压吃法二
白菜海带豆腐汤

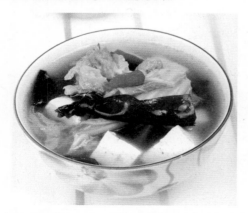

【材料】白菜 200 克，海带结 80 克，豆腐 55 克，高汤、盐、味精、香菜各少许

【做法】

1　将白菜用清水洗净，撕成小块备用；海带结用清水洗净备用；豆腐洗净，切块备用。

2　炒锅洗净，置于火上，加入高汤，将白菜、豆腐、海带结一起放入锅中煲至熟，调入盐、味精。

3　最后撒入香菜即可。

【调理功效】本品中的白菜不仅含有多种维生素，还含有可降低胆固醇的果胶；海带中含有钾和镁两种降压元素；豆腐不含胆固醇，含优质蛋白。所以本品十分适合高血压患者食用。

牛肉

【别名】黄牛肉

【性味归经】性平，味甘，归脾、胃经

【降压关键词】富含多种氨基酸，对高血压患者有益

牛肉中的蛋白质所含的氨基酸组成比猪肉更接近人体需要，能提高机体抗病能力，且脂肪和胆固醇含量比猪肉低。因此，高血压患者适量食用牛肉有益健康。

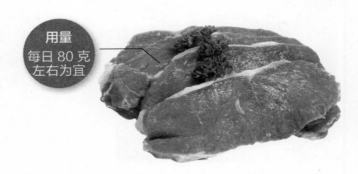

用量
每日 80 克左右为宜

选 购 保 存

新鲜牛肉有光泽，红色均匀，脂肪洁白或呈淡黄色，外表微干或有风干膜，不粘手，弹性好。如不慎买到老牛肉，可放入冰箱急冻后再冷藏一两天，肉质可稍变嫩。

食 用 建 议

一般人皆可食用牛肉，尤其是高血压、冠心病、血管硬化和糖尿病患者以及老年人、儿童、身体虚弱者可经常食用。但内热者、肝病及肾病患者需慎食；牛肉为"发物"，患湿疹、疥疮等皮肤病患者不宜食用。

食疗作用

牛肉具有补脾胃、益气血、强筋骨的功效，对虚损羸瘦、消渴、脾弱不运、水肿、腰膝酸软、久病体虚、面色萎黄、头晕目眩、营养不良等病症有食疗作用。多吃牛肉还对肌肉生长有帮助。

搭配宜忌

宜
牛肉 + 芹菜 ➡ 降低血压
牛肉 + 白萝卜 ➡ 补五脏、益气血

忌
牛肉 + 板栗 ➡ 降低营养价值
牛肉 + 田螺 ➡ 引起消化不良

降压吃法一
山楂牛肉盅

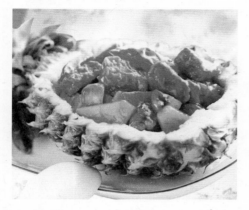

【调理功效】 本品营养丰富，含有蛋白质、维生素、钙、镁等有益于心脑血管的营养物质，对心脑血管疾病很有益处。

【材料】 菠萝半个，牛肉 80 克，竹笋、胡萝卜各 10 克，甜椒、山楂、洋菇各 5 克，甘草、番茄酱、水淀粉、食用油各适量

【做法】

1　菠萝切半，挖出果肉，把菠萝做成容器。将菠萝肉榨汁后入锅，加入番茄酱，煮成酸甜汁。

2　将山楂、甘草洗净，加水煮 30 分钟，滤取汤汁。甜椒、洋菇洗净后切小块。胡萝卜、竹笋削皮洗净，切小块，再焯水。牛肉洗净，切小块，蘸上水淀粉后入油锅炸熟，加入酸甜汁搅匀。

3　起油锅，加入胡萝卜、甜椒、洋菇、竹笋拌炒，倒入酸甜汁、汤汁、牛肉拌炒，装入菠萝盅内即可。

降压吃法二
红糟牛肉煲

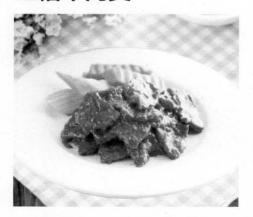

【调理功效】 本品中的红糟、胡萝卜、芹菜都具有降低胆固醇、降血压、降血糖及防癌等特殊功效，配合牛肉食用，既营养、美味又降压。

【材料】 牛肉片 80 克，红糟 5 克，胡萝卜片、芹菜片各 10 克，色拉油 5 毫升，红砂糖 5 克，姜末 10 克

【做法】

1　胡萝卜片、芹菜片放入沸水中余烫，取出备用。

2　锅置火上烧热，倒入色拉油，先放入姜末爆香，再倒入红糟、红砂糖炒香。

3　放入牛肉片炒至变色，加少量水，转小火煮至收汁，搭配胡萝卜片、芹菜片即可食用。

芹菜

【别名】蒲芹、香芹

【性味归经】性凉，味甘、辛，归肺、胃经

【降压关键词】能对抗肾上腺素的升压作用

芹菜富含维生素 P，可以增强血管壁的弹性、韧度和致密性，降低毛细血管通透性，能对抗肾上腺素的升压作用，可降低血压、血脂。

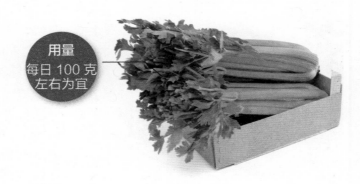

用量
每日 100 克
左右为宜

选 购 保 存

要选色泽鲜绿、叶柄厚、茎部稍呈圆形、内侧微向内凹的芹菜。贮存时用保鲜膜将茎叶包严，根部朝下，竖直放入水中，水没过芹菜根部5厘米，可保持芹菜一周内不老不蔫。

食 用 建 议

高血压患者、动脉硬化患者、缺铁性贫血者及经期妇女可经常食用芹菜。但脾胃虚寒者、肠滑不固者、血压偏低者慎食。芹菜叶中所含的胡萝卜素和维生素C比较多，因此吃时不要把能吃的嫩叶扔掉。

食疗作用　芹菜具有清热除烦、平肝、利水消肿、凉血止血的作用，而且芹菜含铁量较高，是缺铁性贫血患者的良蔬。

搭配宜忌

宜　芹菜 + 番茄 → 可降低血压
　　芹菜 + 牛肉 → 可增强免疫力

忌　芹菜 + 醋 → 会损坏牙齿
　　芹菜 + 南瓜 → 引起腹胀、腹泻

降压吃法一
芹菜百合

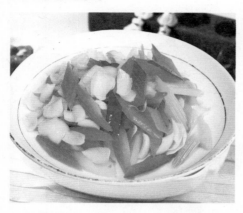

【材料】芹菜 250 克，百合 100 克，红椒 30 克，盐 3 克，香油 20 毫升

【做法】

1 将芹菜洗净，斜切成块；百合洗净；红椒洗净，切块。

2 锅洗净，置于火上，加水烧开，放入切好的芹菜、百合、红椒汆水至熟，捞出沥干水分，装盘待用。

3 加入香油和盐，搅拌均匀即可食用。

【调理功效】芹菜含有丰富的维生素 P，可以增强血管壁的弹性、韧度和致密性，降低血压、血脂，可有效预防冠心病、动脉硬化等疾病的发生。百合具有滋阴、降压、养心安神的功效，可改善高血压患者的睡眠状况。

降压吃法二
板栗炒芹菜

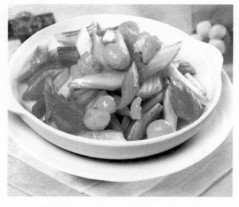

【材料】芹菜 400 克，板栗 100 克，胡萝卜 50 克，盐 4 克，鸡精 2 克，食用油适量

【做法】

1 将芹菜用清水洗净，切段；板栗去壳，洗净，然后放入沸水锅中汆水，捞出沥干；胡萝卜用清水洗净，切片。

2 炒锅洗净，置于火上，加油烧热，倒入芹菜翻炒，再加入板栗和胡萝卜片一起炒匀至熟。

3 加适量盐和鸡精调味，起锅装盘即可。

【调理功效】本品含有多种有益于心血管的营养素，对高血压、冠心病、动脉硬化等疾病有一定的食疗作用。

洋葱

【别名】玉葱、葱头、洋葱头

【性味归经】性温，味甘、微辛，归肝、脾、胃经

【降压关键词】促进钠盐的排泄，使血压下降

洋葱富含钾、钙等元素，能减弱外周血管和心脏冠状动脉的阻力，对抗人体内儿茶酚胺等升压物质的作用，促进钠盐的排泄，从而使血压下降。

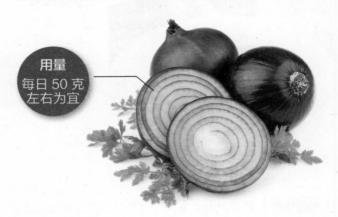

用量
每日 50 克
左右为宜

选 购 保 存

要挑选球体完整、没有裂开或损伤、表皮完整光滑的洋葱。应将洋葱放入网袋中，然后悬挂在室内阴凉通风处保存，或者放在有透气孔的专用陶瓷罐中保存。

食 用 建 议

高血压、高脂血症、动脉硬化、糖尿病、急慢性肠炎等病症的患者以及消化不良、饮食减少和胃酸不足者可经常食用洋葱。但皮肤瘙痒性疾病、眼疾以及胃病、肺胃发炎者及热病患者不宜食用洋葱。另外，一次不可食用过多洋葱，以免发生胀气和排气过多。

食疗作用	洋葱具有散寒、健胃、发汗、祛痰、杀菌、降血脂、降血压、降血糖、抗癌之功效，常食洋葱还可以降低血管脆性，保护人体动脉血管，还能帮助防治流行性感冒。

搭配宜忌

宜
洋葱 + 红酒 ➡ 可降压降糖
洋葱 + 鸡肉 ➡ 可延缓衰老

忌
洋葱 + 蜂蜜 ➡ 会伤害眼睛

降压吃法一
洋葱炒芦笋

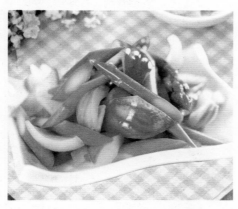

【材料】洋葱 150 克，芦笋 200 克，盐 3 克，味精少许，食用油适量

【做法】

1 芦笋洗净，切成斜段；洋葱洗净，切成片。

2 锅中加水烧开，下入芦笋段稍焯后捞出沥水。

3 锅中加油烧热，下入洋葱片炒香，再下入芦笋段稍炒，加入盐和味精炒匀即可。

【调理功效】洋葱富含钾、钙等元素，能减弱外周血管和心脏冠状动脉的阻力，并降低血压；芦笋含有钙、钾、铁等人体必需的矿物质，对冠心病、高血压、心律不齐以及肥胖症都有很好的食疗效果。故本品是高血压患者的佳蔬良肴。

降压吃法二
洋葱圈

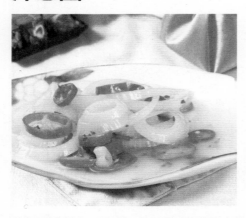

【材料】洋葱、青辣椒、红辣椒各 1 个，醋 10 毫升，盐 3 克，胡椒粉、味精、白糖、水淀粉、食用油各适量

【做法】

1 洋葱剥去老皮，用清水洗净后切成圈；青辣椒、红辣椒洗净，切成圈。

2 炒锅置火上，加入油，烧热后先放入青辣椒圈、红辣椒圈煸炒，再放入洋葱圈煸炒至五成熟。

3 加入盐、味精、醋、胡椒粉、白糖调味，用水淀粉勾一层薄芡即可出锅。

【调理功效】洋葱能减弱外周血管和心脏冠状动脉的阻力，能对抗人体内儿茶酚胺等升压物质，同时促进钠盐的排泄，从而使血压下降。辣椒具有开胃消食、温胃散寒的功效，适合阳虚以及脾胃虚寒的高血压患者食用，而肝火旺盛的高血压患者不宜食用。

胡萝卜

【别名】丁香萝卜

【性味归经】性平，味甘、涩，归心、肺、脾经

【降压关键词】降压、强心、降糖

胡萝卜中的胡萝卜素含有琥珀酸钾盐等成分，能降低血压，其中富含的槲皮素、山柰酚能有效改善微血管循环，降低血脂，增加冠状动脉血流量，有降压、强心、降血糖等作用。

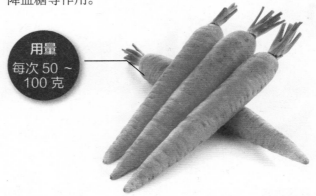

用量
每次50～100克

选 购 保 存

要选根粗大、心细小、质地脆嫩、外形完整、表面光泽、感觉沉重的胡萝卜为佳。宜将胡萝卜加热，放凉后用容器保存，冷藏可保鲜5天，冷冻可保鲜2个月左右。

食 用 建 议

癌症、高血压、夜盲症、干眼症、营养不良、食欲不振、皮肤粗糙者可经常食用胡萝卜。但脾胃虚寒者不宜食用。此外，由于胡萝卜素和维生素A是脂溶性物质，所以应当用油炒熟或和肉类一起炖煮后再食用，以利于营养吸收。

食疗作用

胡萝卜具有健脾和胃、补肝明目、清热解毒、降低血压、透疹、降气止咳等功效，对于肠胃不适、便秘、夜盲症、性功能低下、麻疹、百日咳、小儿营养不良、高血压等症有食疗作用。胡萝卜还含有降糖物质，是糖尿病人的良好食品。

搭配宜忌

宜　胡萝卜＋香菜　➡ 可开胃消食
　　胡萝卜＋绿豆芽 ➡ 可排毒瘦身

忌　胡萝卜＋酒　　➡ 会损害肝脏
　　胡萝卜＋山楂　➡ 破坏维生素C

降压吃法一
葱香胡萝卜丝

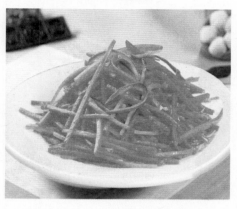

【材料】 胡萝卜 500 克，葱丝、姜丝、盐、味精、食用油各适量

【做法】

1 将胡萝卜洗净，去根，切成细丝。

2 锅置火上，倒入油，用中火烧至五六成热时放入葱丝、姜丝炝锅，倒入胡萝卜丝煸炒一会儿，加入盐，添少许清水稍焖一会儿。

3 待胡萝卜丝熟后再用味精调味，翻炒均匀，盛入盘中即成。

【调理功效】 本品可开胃消食、清肝明目，同时还能促进胃肠蠕动，预防便秘。胡萝卜当中的胡萝卜素含有琥珀酸钾等成分，并且还富含维生素 C，能够降低血压，有增强机体免疫功能的功效。

降压吃法二
胡萝卜炒肉丝

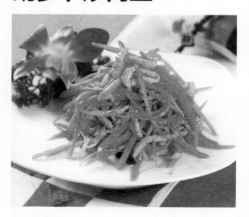

【材料】 胡萝卜、猪肉各 300 克，酱油 5 毫升，盐、葱花、姜末各 5 克，味精 3 克，白糖适量

【做法】

1 胡萝卜洗净，去皮切丝；猪肉洗净，切丝。

2 锅烧热，下肉丝炒香，再调入酱油、味精、盐、白糖，加入葱花和姜末，炒至肉熟。

3 再加入胡萝卜丝炒至入味即可。

【调理功效】 胡萝卜有降低血压、改善微血管循环、降低血脂和血糖的作用；猪肉有补虚强身、滋阴润燥的功效，还可改善缺铁性贫血。因此，本品是高血压以及贫血患者日常生活中的调养佳品。

番茄

【别名】西红柿、番李子、洋柿子

【性味归经】性凉，味甘、酸，归肺、肝、胃经

【降压关键词】降低血浆胆固醇浓度，降低血压

番茄中的番茄红素具有类似胡萝卜素的强力抗氧化作用，可清除自由基，防止低密度脂蛋白受到氧化，还能降低血浆胆固醇浓度，从而有效降低血压。

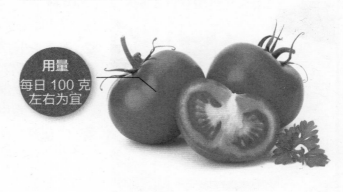

用量
每日 100 克
左右为宜

选 购 保 存

选购番茄以个大、饱满、色红成熟、紧实者为佳。常温下置通风处能保存3天左右，放入冰箱冷藏可保存5～7天。

食 用 建 议

番茄的营养价值很高，对于很多病症都有很好的食疗作用，热性病发热、口渴、食欲不振、习惯性牙龈出血、贫血、头晕、心悸、高血压、急慢性肝炎、急慢性肾炎、夜盲症和近视眼者可经常食用番茄。但急性肠炎、菌痢者及溃疡活动期病人不宜食用。

食疗
作用

番茄具有止血、降压、利尿、健胃消食、生津止渴、清热解毒、凉血平肝的功效，可以预防宫颈癌、膀胱癌、胰腺癌等。另外，番茄还有美容功效，能治愈口疮。

搭配宜忌

宜 | 番茄 + 芹菜 ➡ 可降压、健胃消食
番茄 + 蜂蜜 ➡ 可补血养颜

忌 | 番茄 + 甘薯 ➡ 引起呕吐、腹泻
番茄 + 虾 ➡ 对健康不利

降压吃法一
番茄烧豆腐

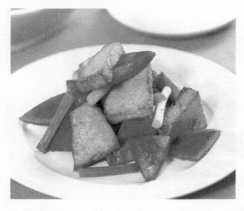

【材料】嫩豆腐 100 克，番茄 150 克，葱段 10 克，盐、胡椒粉、白糖、味精、水淀粉各适量，植物油、鲜汤各适量

【做法】

1　将豆腐洗净，切厚块，过水后沥干水分；番茄洗净，去子，切块。

2　起油锅，放入番茄块翻炒，加入少许盐、白糖翻炒，将番茄盛起。

3　原锅内倒入鲜汤、白糖、盐和胡椒粉拌匀，倒入豆腐块烧沸，用水淀粉勾芡，加入番茄和植物油，用大火略收汤汁，最后撒上味精、葱段即可。

【调理功效】本品中的番茄、豆腐均有降低血液中胆固醇的功效，可以有效地预防高胆固醇血症或高脂血症，减缓心血管疾病的发展。

降压吃法二
洋葱炒番茄

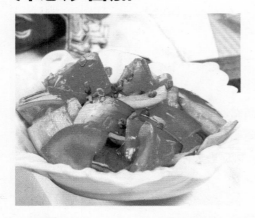

【材料】洋葱 100 克，番茄 200 克，番茄酱、盐、醋、白糖、水淀粉、食用油各适量

【做法】

1　洋葱、番茄分别洗净，切块。

2　锅加油烧热，放入洋葱块、番茄块炸一下，捞出控油。锅留底油，放入番茄酱，翻炒变色后加适量水、盐、白糖、醋调成汤汁。

3　待汤开后放入炸好的洋葱、番茄，翻炒片刻，用水淀粉勾芡即可。

【调理功效】本品中的洋葱具有降低血压的作用，番茄具有降低血液中胆固醇、保护心脑血管的作用，故本品十分适合的患有高血压、高脂血症等疾病的患者食用。此外，本品还具有发汗、杀菌、美容、润肠的作用，常食可增强患者的免疫力。

菠菜

【别名】鹦鹉菜、波斯菜

【性味归经】性凉，味甘、辛，归大肠、胃经

【降压关键词】有效降低血压

钾可清除人体内多余的钠盐成分，能有效降低血压，每100克菠菜含钾500毫克，非常适合高血压患者食用。菠菜还含有丰富的维生素C与钙，对老年性高血压患者大有益处。

用量
每次 80 克
左右为宜

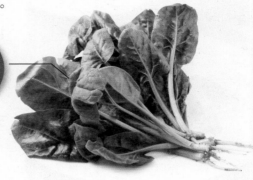

选 购 保 存

挑选叶色较青、新鲜、无虫害的菠菜为宜。冬天可用无毒塑料袋保存，如果温度在0℃以上，可在菜叶上套上塑料袋，口不用扎，根朝下戳在地上即可。

食 用 建 议

菠菜不宜直接烹调或与豆腐同吃，因为它含草酸较多，易与钙结合形成草酸钙而影响机体对钙的吸收。故吃菠菜时宜先用沸水烫软，即可除去大量的草酸，捞出再炒就可以了。

食疗作用

菠菜具有养血止血、敛阴润燥、促进肠道蠕动、利于排便的功效，对于痔疮、慢性胰腺炎、便秘、肛裂等病症有食疗作用；还能促进生长发育，增强抗病能力，可促进人体新陈代谢，延缓衰老。

搭配宜忌

宜
菠菜 + 胡萝卜 ➤ 可降低血压
菠菜 + 鸡蛋 ➤ 可预防贫血

忌
菠菜 + 柠檬 ➤ 会损害牙齿
菠菜 + 鳝鱼 ➤ 会导致腹泻

降压吃法一
菠菜豆腐卷

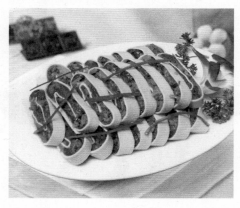

【材料】菠菜 500 克，豆腐皮 150 克，甜椒适量，盐 4 克，味精 2 克，酱油 8 毫升

【做法】

1　菠菜洗净，去须根；甜椒洗净，切丝；豆腐皮洗净备用。

2　分别将豆腐皮、甜椒丝和菠菜放入开水中稍烫后捞出，沥干水分。菠菜切碎，加盐、味精、酱油搅拌均匀。

3　将腌好的菠菜放在豆腐皮上，卷起来，均匀切段，放上甜椒丝即可。

【调理功效】菠菜最大的特点是含钾量很高，每 100 克菠菜含钾 500 毫克，可有效降低血压，而豆腐皮有降低血液中胆固醇的作用。因此，本品十分适合高血压、高脂血症患者食用，还可有效预防心脑血管疾病的发生。

降压吃法二
菠菜拌核桃仁

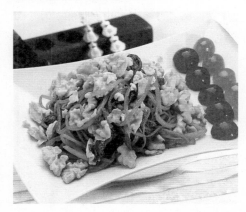

【材料】菠菜 400 克，核桃仁 150 克，香油 20 毫升，盐 4 克，鸡精 1 克

【做法】

1　将菠菜用清水洗净，放入沸水中焯烫，装盘待用。

2　核桃仁入沸水锅中余水至熟，捞出，倒在菠菜上。

3　将香油、盐和鸡精一起调成味汁，淋在菠菜、核桃仁上，搅拌均匀即可食用。

【调理功效】菠菜富含钾，有促进钠的排出、降低血压的作用；核桃仁有降低胆固醇、防止动脉硬化的作用。所以本品十分适合患有高血压等心血管疾病的患者食用。

苦瓜

【别名】凉瓜、癞瓜

【性味归经】性寒，味苦，归心、肝、脾、胃经

【降压关键词】保护心肌细胞，有效降低血压

苦瓜富含维生素 C，对保持血管弹性、维持正常生理功能，以及防治高血压、心脑血管疾病、冠心病等具有积极作用。苦瓜中所含的钾可以保护心肌细胞，有效降低血压。

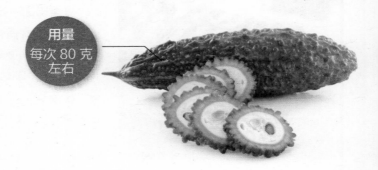

用量
每次 80 克
左右

选 购 保 存

苦瓜身上一粒一粒的果瘤，能帮助人们判断苦瓜的好坏。颗粒越大者越饱满，表示瓜肉也越厚。苦瓜不耐保存，即使在冰箱中存放也不宜超过2天。

食 用 建 议

苦瓜营养丰富，其营养价值很高，对于很多病症都有很好的食疗效果，一般人均可食用，特别适合糖尿病、高血压、癌症患者食用。但脾胃虚寒者不宜生食，食之容易引起吐泻腹痛。另外由于苦瓜中含有奎宁，奎宁有刺激子宫收缩的作用，故孕妇不宜食用。

食疗作用

苦瓜具有清热消暑、解毒、明目、降低血糖、补肾健脾、益气壮阳、提高机体免疫能力的功效，对治疗痢疾、疮肿、热病烦渴、痱子过多、眼结膜炎、小便短赤等病症有一定的疗效。

搭配宜忌

宜
苦瓜 + 猪肝 ➡ 补肝明目
苦瓜 + 洋葱 ➡ 降低血压

忌
苦瓜 + 排骨 ➡ 会阻碍钙的吸收
苦瓜 + 豆腐 ➡ 容易引起结石

降压吃法一
杏仁拌苦瓜

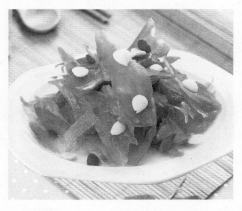

【材料】杏仁 50 克，苦瓜 250 克，枸杞 5 克，香油 10 毫升，盐 3 克，鸡精 5 克

【做法】

1 苦瓜洗净，剖开，去掉瓜瓤，切成薄片，放入沸水中焯至断生，捞出，沥干水分，放入碗中。

2 杏仁用温水泡一下，撕去外皮，掰成两半，放入开水中烫熟；枸杞洗净，泡发。

3 将香油、盐、鸡精与苦瓜片搅拌均匀，撒上杏仁、枸杞即可。

【调理功效】本品有保持血管弹性、降低血液中胆固醇浓度的作用，对于患有高血压、动脉硬化、脑血管病、冠心病等疾病的患者具有食疗作用。此外，它还能清热泻火、润肠通便、润肺止咳，适合肝火旺盛的高血压患者食用，且能有效预防便秘。

降压吃法二
苦瓜海带瘦肉汤

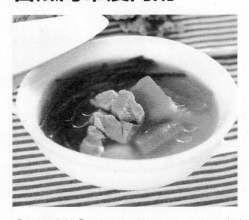

【材料】苦瓜 500 克，海带丝 100 克，猪瘦肉 250 克，盐 3 克，味精 2 克

【做法】

1 将苦瓜洗净，切成两半，挖去核，切块。

2 海带丝浸泡 1 小时，洗净；猪瘦肉洗净，切成小块。

3 把苦瓜块、海带丝、猪瘦肉块放入砂锅中，加适量清水，煲至猪瘦肉烂熟，再调入盐、味精即可。

【调理功效】苦瓜有清热泻火、降压降脂、保护血管的作用，对肝火旺盛引起的目赤肿痛、头痛眩晕有明显的改善作用；海带有降低血压、滋阴润燥的作用；猪瘦肉有益气补虚的作用。因此，本品十分适合肝火旺盛的高血压患者食用。

冬瓜

【别名】白瓜、白冬瓜、枕瓜

【性味归经】性凉，味甘，归肺、大肠、小肠、膀胱经

【降压关键词】高钾低钠，有效降低血压

冬瓜富含多种维生素、粗纤维和钙、磷、铁等元素，且钾盐含量高，钠盐含量低，对于需要低钠食物的高血压、肾病、水肿等病症的患者，尤为适合。

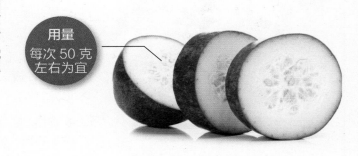

用量
每次 50 克
左右为宜

选 购 保 存

挑选时用手指掐一下，皮较硬、肉质密、种子成熟变成黄褐色的冬瓜口感较好。买回来的冬瓜如果吃不完，可用一块比较大的保鲜膜贴在冬瓜的切面上，用手抹紧贴满，可保存3～5天。

食 用 建 议

心烦气躁、热病口干烦渴、小便不利者以及糖尿病、高血压、高脂血症患者宜经常食用冬瓜。但脾胃虚弱、肾脏虚寒、久病滑泄、阳虚肢冷者不宜常食冬瓜。冬瓜是一种解热利尿比较理想的日常食物，连皮一起煮汤，效果更明显。

食疗作用

冬瓜具有清热解毒、利水消肿、减肥美容的功效，能减少体内脂肪，有利于减肥。常吃冬瓜还可以使皮肤光洁。另外，冬瓜对慢性支气管炎、肠炎、肺炎等感染性疾病也有一定的食疗作用。

搭配宜忌

宜
冬瓜 + 海带 ➡ 降低血压
冬瓜 + 甲鱼 ➡ 润肤、明目

忌
冬瓜 + 鲫鱼 ➡ 会导致身体脱水
冬瓜 + 醋 ➡ 会降低营养价值

降压吃法一
油焖冬瓜

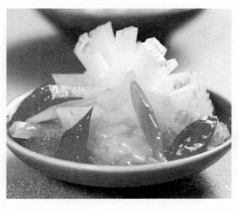

【材料】冬瓜300克，青辣椒、红辣椒各20克，葱、姜各10克，盐5克，酱油3毫升，味精、鸡精各2克，食用油适量

【做法】

1 冬瓜去皮、去子，洗净，切成三角形厚块，上面划十字花刀；青辣椒、红辣椒均洗净切块；姜洗净切丝；葱洗净切圈。

2 将冬瓜放入沸水中稍烫，捞出，沥干。

3 起锅放油，下入冬瓜块焖10分钟，加入辣椒块及姜丝、葱圈、盐、酱油、味精、鸡精，炒匀即可。

【调理功效】本品钾盐含量高，钠盐含量低，对于需要低钠食物的患有高血压、肾病、水肿等病症的患者，尤为适合。

降压吃法二
冬瓜竹笋汤

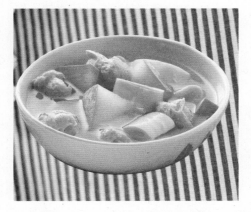

【材料】素肉块35克，冬瓜200克，竹笋100克，黄柏、知母各10克，盐、香油各适量

【做法】

1 将素肉块洗净，放入清水中浸泡至软化，然后取出挤干水分；将冬瓜洗净，切块；将竹笋用清水洗净。

2 黄柏、知母洗净后放入棉布袋中，和600毫升清水一起放入锅中煮沸。

3 加入素肉块、冬瓜、竹笋煮至熟。取出棉布袋，加入盐、香油调匀即可食用。

【调理功效】冬瓜和竹笋都属于高钾低钠食物，可排钠降压、利尿消肿、降低血液中的胆固醇，并且还有清热泻火、利尿通淋的作用。此外，黄柏和知母具有清热解毒等功效，同时也具有良好的降压作用。因此，此汤适合内火旺盛的高血压患者食用。

黄瓜

【别名】胡瓜、青瓜

【性味归经】性凉，味甘，归肺、胃、大肠经

【降压关键词】保护心血管，降低血压

黄瓜中的维生素 P 有保护心血管、降低血压的作用。黄瓜的热量很低，对于高血压、高脂血症以及并发肥胖症的糖尿病患者是一种理想的食疗良蔬。

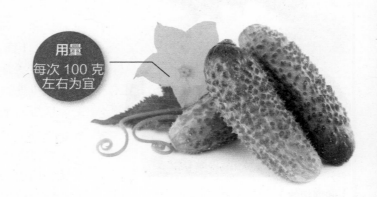

用量
每次 100 克
左右为宜

选 购 保 存

选购黄瓜时以色泽亮丽，外表有刺状凸起，而且黄瓜头上顶着新鲜黄花的为最好。保存时要先将黄瓜表面的水分擦干，再放入密封保鲜袋中，封好袋口后放入冰箱冷藏即可。

食 用 建 议

黄瓜的营养价值很高，对于很多病症都有良好的食疗作用，肥胖症、高血压、高脂血症、水肿、癌症、糖尿病、热病患者可经常食用黄瓜。但是黄瓜也有一定的食用禁忌，脾胃虚弱、胃寒、腹痛腹泻、肺寒咳嗽者不宜常食黄瓜。

食疗作用	黄瓜具有降压、除湿、利尿、降脂、镇痛、促消化的功效，尤其是黄瓜中所含的纤维素能促进肠内腐败食物的排泄，而所含的丙醇、乙醇和丙醇二酸还能抑制糖类物质转化为脂肪，对肥胖患者有利。

搭配宜忌

宜
黄瓜 + 蜂蜜 → 可润肠通便、清热
黄瓜 + 醋 → 解毒、开胃消食

忌
黄瓜 + 番茄 → 会破坏维生素 C
黄瓜 + 花生 → 会导致腹泻

降压吃法—
辣拌黄瓜

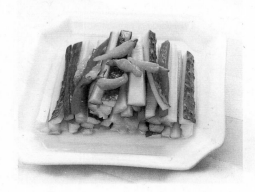

【材料】黄瓜 300 克，红辣椒、泡椒各适量，盐 2 克，味精 1 克，醋 10 毫升，香油 5 毫升

【做法】

1 将黄瓜用清水冲洗干净，切成长块，摆入盘中备用。

2 红辣椒用清水洗净，切成条备用；泡椒洗净备用。

3 将盐、味精、醋、香油调成味汁，浇在黄瓜块上面，再撒上泡椒、红辣椒条即可。

【调理功效】黄瓜中含有丰富的维生素 P，有保护心血管、降低血压的作用，而且黄瓜含脂肪和热量极低，含水量非常高，对高血压、高脂血症、糖尿病以及肥胖症等病症的患者都有很好的食疗效果。

降压吃法二
干贝黄瓜盅

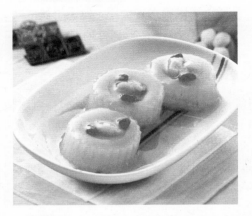

【材料】黄瓜 150 克，新鲜干贝 100 克，生地、芦根各 10 克，枸杞、盐、水淀粉各适量

【做法】

1 将生地和芦根洗净后放入棉布袋中，与清水一起倒入锅中，煮约 3 分钟后滤取药汁。

2 新鲜干贝洗净；黄瓜去皮洗净，切小段，挖除每个黄瓜中心的子，并塞入 1 个干贝，摆入盘中。

3 枸杞洗净，撒在黄瓜段上面，放入电锅内蒸熟。药汁煮沸，调水淀粉勾芡，调入盐，趁热淋在黄瓜干贝盅上即可。

【调理功效】黄瓜可保护心血管、降低血脂和血压；干贝也有降低胆固醇和血压的作用，还可滋阴润燥、益气补虚；生地和芦根可清热凉血、利尿降压；枸杞可清肝明目、降压降脂。所以本品非常适合肝火旺盛的高血压患者食用。

丝瓜

【别名】布瓜、绵瓜、絮瓜

【性味归经】性凉，味甘；归肝、胃经

【降压关键词】降压、扩张血管、营养心脏

丝瓜含皂苷类物质，能把肠内的胆固醇结合成不易被人体吸收的混合物而排出体外，从而降低胆固醇和血压；丝瓜还能扩张血管、营养心脏，有益于防治心血管疾病。

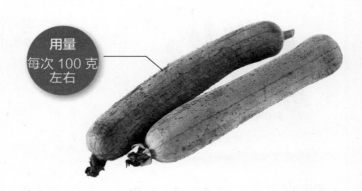

用量
每次 100 克左右

选 购 保 存

选购丝瓜应以鲜嫩、结实和光亮，皮色为嫩绿或淡绿色者为佳，其果肉顶端比较饱满，无臃肿感。丝瓜过熟不能食用。丝瓜可放阴凉通风处保存或放入冰箱冷藏。

食 用 建 议

丝瓜含有丰富的膳食纤维、丝瓜苦味质、瓜氨酸、皂苷等成分，能减少肠道对葡萄糖的吸收，利于控制餐后血糖升高，而且丝瓜所含的热量很低，适合糖尿病患者食用。但由于丝瓜性凉，体虚内寒、腹泻者均不宜食用。

食疗作用

丝瓜具有清热凉血、解毒通便、祛风化痰、润肤美容、通经络、行血脉、下乳汁、调理月经不顺等功效，能用于治疗热病身热烦渴、痰喘咳嗽、肠风痔漏、崩漏带下、血淋、痔疮痈肿、产妇乳汁不下等病症。长期食用或取瓜汁搽脸能消炎抗皱、美白祛斑。

搭配宜忌

宜	忌
丝瓜 + 毛豆 ➡ 降低胆固醇	丝瓜 + 菠菜 ➡ 会引起腹泻
丝瓜 + 鸡肉 ➡ 清热利肠	丝瓜 + 芦荟 ➡ 会引起腹痛、腹泻

降压吃法一
炒丝瓜

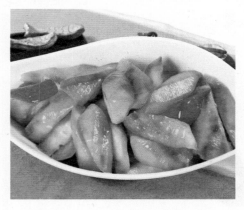

【材料】 丝瓜300克,红椒30克,盐3克,鸡精2克,食用油适量

【做法】

1 丝瓜去皮,洗净,切块;红椒去蒂,洗净,切片。

2 锅下油烧热,放入丝瓜块、红椒片炒至八成熟。

3 加盐、鸡精调味,炒熟装盘即可。

【调理功效】 丝瓜含有皂苷类物质,能有效降低胆固醇、扩张血管、营养心脏;丝瓜还含有丰富的膳食纤维,能解毒通便,可预防高血压患者因排便困难引起血压骤然升高而引发脑卒中、脑出血等症。

降压吃法二
蒜蓉丝瓜

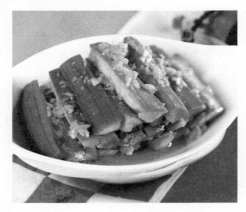

【材料】 丝瓜300克,蒜20克,盐5克,味精1克,生抽少许

【做法】

1 将丝瓜去皮后洗干净,切成块状,排入盘中。

2 蒜去皮,洗净剁成蓉。

3 锅内加入油烧热,下入蒜蓉爆香,再加入适量盐、味精、生抽炒匀,待汁香浓后,将其舀出淋于丝瓜上。

4 将摆好的丝瓜盘放入蒸锅中蒸5分钟即可取出食用。

【调理功效】 丝瓜有扩张血管、防止血栓形成、降低血压的作用;大蒜中所含的大蒜素可帮助保持体内某种酶的适当数量而避免出现高血压,并可防止血栓的形成,减少心脑血管栓塞。

茄子

【别名】茄瓜、白茄、紫茄

【性味归经】性凉，味甘；归脾、胃、大肠经

【降压关键词】预防动脉硬化、保护心脏

茄子中维生素 P 的含量很高，能使血管壁保持弹性，防止微血管破裂出血，使心血管保持正常的功能。茄子还含有黄酮类化合物，具有抗氧化功能，能预防动脉硬化，保护心脏。

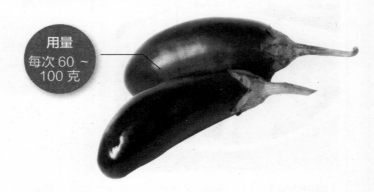

用量
每次60 ~
100克

选 购 保 存

茄子以形状均匀周正、老嫩适度、无裂口、无腐烂、无斑点、皮薄、子少、肉厚、细嫩的为佳。茄子的表皮覆盖着一层蜡质，具有保护茄子的作用，一旦蜡质层被冲刷掉，就容易受微生物侵害而腐烂变质。

食 用 建 议

茄子的营养价值较高，发热、咯血、便秘、高血压、动脉硬化、坏血病、眼底出血、皮肤紫斑症等容易内出血的人可经常食用茄子。但虚寒腹泻、皮肤疮疡、目疾患者以及孕妇均不宜食用。此外，秋后茄子其味偏苦，寒性更甚，体质虚冷之人不宜多食。

食疗作用

茄子具有活血化瘀、清热消肿、宽肠之功效，适用于肠风下血、热毒疮痈、皮肤溃疡等症；茄子还具有抗氧化功能，能防止细胞癌变，同时也能降低血液中胆固醇的含量，预防动脉硬化、保护心脏。

搭配宜忌

宜
茄子 + 猪肉 ➙ 可平衡血压
茄子 + 黄豆 ➙ 可通气、润燥、消肿

忌
茄子 + 蟹 ➙ 会伤害肠胃
茄子 + 墨鱼 ➙ 对健康不利

降压吃法一
麻辣茄子

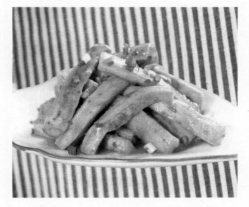

【材料】茄子 400 克，盐、葱各 3 克，辣椒酱 5 克，鸡精 2 克，红油、食用油各适量

【做法】

1　茄子去蒂，洗净，切条状；葱洗净，切花。

2　锅中注水烧开，放入茄子氽水后，捞出沥干备用。

3　锅下油烧热，放入茄子条炒至八成熟，加盐、辣椒酱、鸡精、红油调味，炒熟装盘，撒上葱花即可。

【调理功效】本品中的茄子富含维生素 P，每 100 克茄子中即含 750 毫克维生素 P，维生素 P 能使血管壁保持弹性，具有防止微血管破裂出血的作用，可使心血管保持正常的功能。

降压吃法二
青椒蒸茄子

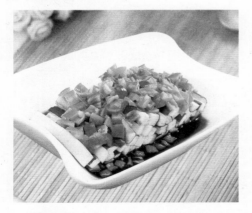

【材料】青椒 100 克，茄子 200 克，红椒 10 克，盐、味精各 3 克，酱油 10 毫升，食用油适量

【做法】

1　茄子用清水洗净，切条，放入沸水中焯烫，捞起，摆盘；青椒、红椒洗净，切块。

2　锅洗净，加油烧热，下入青椒、红椒块爆香，放盐、味精、酱油调成味汁，淋在茄子上。

3　将盘子放入锅中，隔水蒸熟即可。

【调理功效】本品有保护心血管，使心血管保持正常功能的作用；同时还可以降脂减肥、增加食欲、帮助消化、预防癌症。

白菜

【别名】黄芽菜、黄矮菜

【性味归经】性平，味苦、辛、甘，归肠、胃经

【降压关键词】软化血管，降低血压和血清胆固醇

白菜的钠含量较低，且含有较多的维生素C，常食可软化血管，降低血压和血清胆固醇，对预防动脉粥样硬化、高脂血症以及脑卒中大有好处。

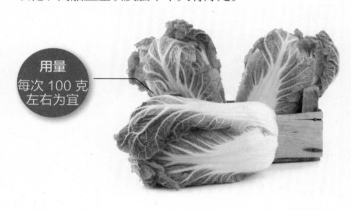

用量
每次 100 克
左右为宜

选 购 保 存

挑选包得紧实、新鲜、无虫害的白菜为宜。冬天可用无毒塑料袋保存，如果温度在0℃以上，可在白菜叶上套上塑料袋，口不用扎，根朝下戳在地上即可。

食 用 建 议

脾胃气虚、大小便不利、维生素缺乏以及高血压、高脂血症、心脑血管疾病的患者都可经常食用白菜。但胃寒、腹泻、肺热咳嗽者不宜多食。另外，切白菜时，宜顺着纹路切，这样使白菜易熟；烹调时不宜用浸烫后挤汁等方法，否则易造成营养素的大量损失。

食疗作用	白菜具有通利肠胃、清热解毒、止咳化痰、利尿养胃的功效，是营养极为丰富的蔬菜。而且，白菜所含丰富的粗纤维能促进肠壁蠕动，稀释肠道毒素，常食可增强人体抗病能力并降低胆固醇，对伤口难愈、牙齿出血有防治作用。

搭配宜忌

宜
白菜 + 猪肉 ➡ 可补充营养、通便
白菜 + 辣椒 ➡ 可降脂减肥

忌
白菜 + 羊肝 ➡ 会破坏维生素C
白菜 + 黄鳝 ➡ 会引起中毒

降压吃法一
黑木耳炒白菜梗

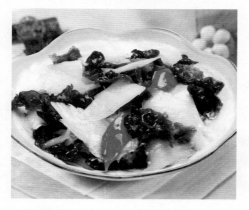

【材料】白菜梗 300 克，黑木耳 40 克，红椒 50 克，盐 4 克，味精 2 克，水淀粉 10 毫升，食用油适量

【做法】

1　白菜梗用清水洗净，斜切片备用；黑木耳泡发，洗净，撕小块；红椒去子，洗净切片。

2　锅洗净，置于火上，倒入适量的油烧热，下黑木耳和红椒片翻炒，加入白菜梗，炒熟。

3　加入盐、味精，用水淀粉勾芡，炒匀装盘即可。

【调理功效】本品可减少血液凝块，预防血栓等疾病的发生，对于患有动脉粥样硬化、冠心病、高血压等病症的患者具有食疗作用，经常食用还可防癌抗癌、预防便秘。

降压吃法二
白菜金针菇

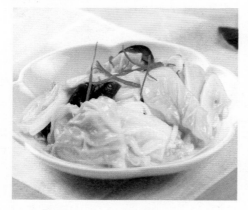

【材料】白菜 350 克，金针菇 100 克，水发香菇 20 克，红辣椒、盐、鸡精、香油各适量

【做法】

1　白菜洗净，撕大片；香菇洗净，切块；金针菇去尾，洗净；红辣椒洗净，切丝备用。

2　锅置火上，倒入适量的香油加热，先后下入香菇块、金针菇、白菜片翻炒。

3　最后加入盐和鸡精，炒匀装盘，撒上红辣椒丝即可。

【调理功效】白菜富含维生素 C，能抑制血脂升高，降低胆固醇，防治心脑血管疾病；金针菇是高钾低钠食品，可防治高血压；香菇含香菇素，可预防血管硬化，快速降低血压。因此，本品对高血压患者有很好的食疗作用。

芦笋

【别名】青芦笋

【性味归经】性凉，味苦、甘，归肺经

【降压关键词】防治高血压及心脏病

芦笋含有人体必需的多种元素，如钙、磷、钾、铁、锌、铜、锰、硒、铬等，营养全面而且比例适当，这些元素对高血压及心脏病的防治有重要作用。

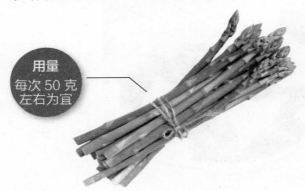

用量
每次 50 克
左右为宜

选 购 保 存

选购芦笋以全株形状正直，笋尖花苞（鳞片）紧密，不开芒，未长腋芽，没有水伤腐臭味，表皮鲜亮不萎缩，细嫩粗大者为佳。芦笋应该趁鲜食用，不宜久藏。

食 用 建 议

高血压、高脂血症、癌症以及动脉硬化、体质虚弱、气血不足、营养不良、贫血、肥胖、习惯性便秘、肝功能不全、肾炎水肿、尿路结石者可经常食用。但芦笋中含嘌呤较多，所以痛风患者不宜食用。

食疗作用

经常食用芦笋对心脏病、高血压、心律不齐、疲劳症、水肿、膀胱炎、排尿困难、胆结石、肝功能障碍和肥胖等病症有一定的功效。芦笋还可以使细胞生长正常化，具有防止癌细胞扩散的功能，夏季食用还有清凉降火、消暑止渴的作用。

搭配宜忌

宜
芦笋 + 黄花菜 ➡ 可养血、止血、除烦
芦笋 + 冬瓜 ➡ 可降压降脂

忌
芦笋 + 羊肉 ➡ 会导致腹痛
芦笋 + 羊肝 ➡ 会降低营养价值

降压吃法一
清炒芦笋

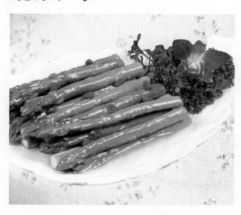

【材料】芦笋 350 克，盐 3 克，鸡精 2 克，醋 5 毫升，食用油适量

【做法】

1 将芦笋洗净，沥干水分，切去老根，备用。

2 炒锅加入适量油烧至七成热，放入芦笋翻炒，加入适量醋炒匀。

3 调入盐和鸡精，炒入味后即可装盘。

【调理功效】芦笋中的天冬酰胺和微量元素硒、钼、铬、锰等具有调节机体代谢、提高身体免疫力的功效，对高血压、心脏病等疾病均有一定的疗效。糖尿病患者常食芦笋既能降低血压，还可增强食欲、帮助消化、补充维生素和矿物质、均衡营养。

降压吃法二
玉米笋炒芦笋

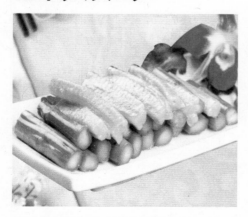

【材料】芦笋 400 克，玉米笋 200 克，蒜末、姜汁、料酒、盐、白糖、水淀粉各少许，食用油适量

【做法】

1 芦笋洗净，切段；玉米笋用沸水焯一下，捞起，沥干水分。

2 锅中加油烧热，下蒜末爆香，倒入玉米笋及芦笋段，烹入姜汁和料酒翻炒片刻。

3 加盐、白糖及清水，烧开后用水淀粉勾芡即可。

【调理功效】本品中的芦笋有助于防治心血管疾病，玉米笋能降低血液胆固醇浓度并防止其沉积于血管壁，故常吃本品对冠心病、动脉粥样硬化、高脂血症及高血压等疾病都有一定的防治作用。

莴笋

【别名】莴苣、白苣、莴菜

【性味归经】性凉，味甘、苦，归胃、膀胱经

【降压关键词】强心、利尿、降血压

莴笋中所含的钾离子是钠离子的数十倍，这种高钾低钠的比例，有助于保持体内的水盐代谢平衡，具有强心、利尿、降血压等作用，非常适合高血压及心脑血管疾病的患者食用。

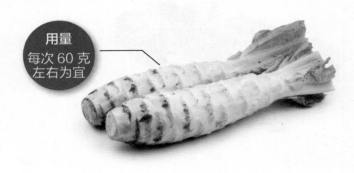

用量
每次 60 克
左右为宜

选 购 保 存

莴笋应选择茎粗大、肉质细嫩、多汁新鲜、无枯叶、无空心、中下部稍粗或成棒状、叶片不弯曲、无黄叶、不发蔫、不苦涩的。可将莴笋放入盛有凉水的器皿内，一次可放几棵，水淹至莴笋主干 1/3 处，可放置室内保存 3 ~ 5 天。

食 用 建 议

小便不通、尿血、水肿、糖尿病、肥胖、神经衰弱症、高血压、心律不齐、失眠等病症的患者以及妇女产后缺奶或乳汁不通者可经常食用莴笋。但多动症儿童及眼病、痛风、脾胃虚寒、腹泻便溏者不宜常食莴笋。

食疗作用

莴笋有增进食欲、刺激消化液分泌、促进胃肠蠕动等功能，具有利尿、降低血压、预防心律不齐的作用。莴笋还能改善消化系统和肝脏的功能。

搭配宜忌

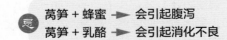

宜　莴笋 + 蒜苗 ➤ 可预防高血压
　　莴笋 + 香菇 ➤ 可利尿通便

忌　莴笋 + 蜂蜜 ➤ 会引起腹泻
　　莴笋 + 乳酪 ➤ 会引起消化不良

降压吃法—
辣拌莴笋条

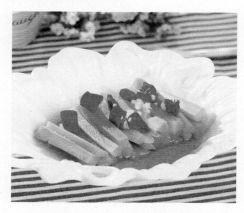

【材料】莴笋 200 克，盐 3 克，蒜、干红辣椒各 3 克，醋、食用油各适量

【做法】

1　莴笋去皮，洗净，切条；蒜去皮，洗净，切末；干红辣椒洗净，切段。

2　锅注水烧开，放入莴笋条焯熟，捞出沥干摆盘。

3　锅下油烧热，入蒜末、干红辣椒段爆香，加盐、醋调成味汁，淋在莴笋条上即可。

【调理功效】莴笋中的钾是钠的 27 倍，有利于促进排尿，维持水平衡，对高血压和心脏病患者大有裨益。此外，本品还有增进食欲、刺激消化液分泌、促进胃肠蠕动、预防心律不齐的作用。

降压吃法二
莴笋蒜苗

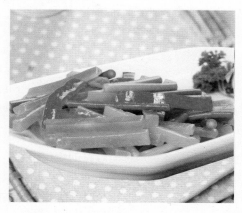

【材料】莴笋 350 克，蒜苗 100 克，红、黄彩椒各 1 个，盐 4 克，食用油适量

【做法】

1　莴笋去皮，取茎，洗净切粗丝；蒜苗洗净，切段；彩椒洗净，切长条。

2　锅中加油烧热，倒入莴笋、蒜苗、彩椒，翻炒将熟。

3　放盐调味，继续炒熟即可。

【调理功效】莴笋具有强心、利尿、降血压等作用，非常适合患有高血压及心脑血管疾病的患者食用；蒜苗具有杀菌、疏通血管、降低血液中胆固醇的作用。二者搭配同食，则降压效果更佳。

莲藕

【别名】水芙蓉、莲根、藕丝菜

【性味归经】性凉，味辛、甘，归肺、胃经

【降压关键词】降低血压、预防出血

莲藕含有大量的鞣酸，有降低血压、防止出血的作用，可治疗高血压引起的蛛网膜下腔出血以及脑出血等症。

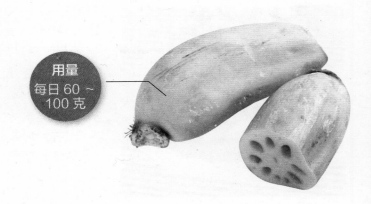

用量
每日 60 ~
100 克

选 购 保 存

选择新鲜、脆嫩、色白、藕节短、藕身粗的莲藕为好，从藕尖数起第二节藕最好。莲藕宜放入冰箱内冷藏为佳。

食 用 建 议

莲藕的营养价值很高，对于许多病症都有很好的食疗作用，一般人皆可食用莲藕，尤其适合体弱多病、营养不良、高热、吐血者以及高血压、肝病、食欲不振、缺铁性贫血者食用。但脾胃消化功能低下、大便溏薄的患者及产妇不宜食用。

食疗
作用

莲藕具有滋阴养血的功效，可以补五脏之虚、强壮筋骨、补血养血。生食能清热润肺、凉血行瘀，熟食可健脾开胃、止泄固精，对肺热咳嗽、烦躁口渴、脾虚泄泻、食欲不振及各种血证有较好的食疗作用。

搭配宜忌

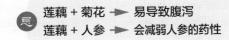

宜
莲藕＋鳝鱼 ➡ 利尿祛湿
莲藕＋黑木耳 ➡ 降压降脂

忌
莲藕＋菊花 ➡ 易导致腹泻
莲藕＋人参 ➡ 会减弱人参的药性

降压吃法一
醋熘藕片

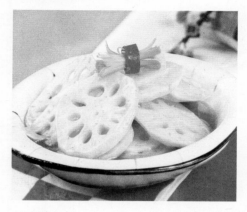

【材料】嫩莲藕 2 节，酱油 10 毫升，醋 15 毫升，盐 4 克，水淀粉 5 毫升，花椒油 20 毫升，大葱 8 克，姜 10 克，清汤、食用油各适量

【做法】

1　莲藕去节，削皮洗净，顶刀切成薄片，下入开水锅中略烫，捞出沥干水分。

2　大葱、姜洗净，切末。

3　炒锅注油烧至温热，先下葱末、姜末炝锅，再加入醋、酱油、盐和清汤，放入藕片炒至入味，用水淀粉勾芡，淋入花椒油，翻炒均匀即可出锅。

【调理功效】莲藕中含有丰富的黏液蛋白和膳食纤维，能降低胆固醇及三酰甘油，并能润肠通便，从而减少脂类的吸收，适合高血压和高脂血症以及肥胖症的患者食用。

降压吃法二
啤酒藕

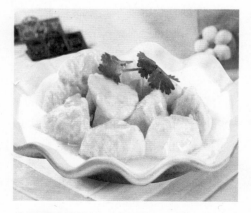

【材料】嫩莲藕 2 节，啤酒 1 罐，白糖 30 克，水淀粉、面粉各 50 克，苏打粉、水淀粉、食用油各适量

【做法】

1　莲藕削皮洗净，切块，拍上水淀粉。将水淀粉、面粉、苏打粉和半罐啤酒调成啤酒糊，让藕块裹上啤酒糊。

2　起油锅，放入裹满啤酒糊的藕块，炸至糊结壳时捞出。

3　起油锅，放入余下的啤酒、白糖，以大火烧开后再加入水淀粉勾芡，浇在藕块上。

【调理功效】本品具有开胃消食、降低血压的作用。莲藕能有效降低血压、血脂和血糖，加入适量啤酒可软化血管，促进血液循环，预防高血压及动脉硬化，并能增强食欲，促进消化。

韭菜

【别名】扁菜、起阳草

【性味归经】性温，味甘、辛，归肝、肾经

【降压关键词】降低血脂、血压，扩张血管

韭菜中的含硫化合物具有降低血脂、血压及扩张血管的作用，常食可对防治高血压、冠心病、动脉硬化等病具有良好的效果。

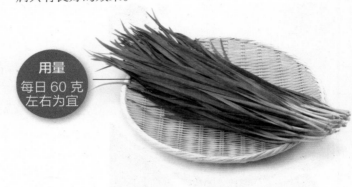

用量
每日 60 克
左右为宜

选 购 保 存

冬春季出产的韭菜，叶肉薄且柔软，夏季出产的韭菜则叶肉厚且坚实。选购时以有光泽，用手抓时叶片不会下垂，结实而新鲜水嫩的为佳。韭菜宜放冰箱冷藏。

食 用 建 议

韭菜的营养价值很高，对于许多病症都有很好的食疗功效，一般人皆可食用，尤其适合高脂血症、高血压、夜盲症、干眼病患者，体质虚寒、肾阳虚、皮肤粗糙、便秘、痔疮患者可常食韭菜。但消化不良、肠胃功能较弱、胃病患者不宜常食。

食疗作用

韭菜能温肾助阳、益脾健胃、行气理血，多吃韭菜可养肝，增强脾胃之气。韭菜对心脑血管疾病也有一定的食疗作用。此外，常食韭菜还能使黑色素细胞内的酪氨酸系统功能增强，有效减少皮肤毛囊的黑色素，消除皮肤白斑，并使头发乌黑发亮。

搭配宜忌

宜
韭菜 + 黄豆芽 → 降压降脂
韭菜 + 豆腐 → 降低血压

忌
韭菜 + 蜂蜜 → 引起腹泻
韭菜 + 牛奶 → 影响钙的吸收

降压吃法一
韭菜炒黄豆芽

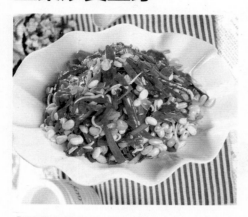

【材料】韭菜、黄豆芽各 200 克，干辣椒 40 克，盐 3 克，鸡精 1 克，蒜蓉 20 克，香油、食用油各适量

【做法】

1　将韭菜洗净，切段；黄豆芽洗净，沥干水分；干辣椒洗净，切段。

2　锅洗净，置于火上加油烧热，放入干辣椒和蒜蓉炒香，倒入黄豆芽翻炒，再倒入韭菜一起炒至熟。

3　加入香油、盐、鸡精炒至味道均匀，装盘即可。

【调理功效】韭菜有散瘀、活血、解毒的功效，有益于人体降低血脂，防治冠心病、贫血、动脉硬化。黄豆芽具有降压、利尿、软化血管、预防动脉硬化等功效。

降压吃法二
韭菜炒香干

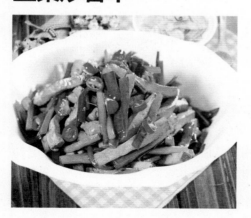

【材料】韭菜 150 克，香干 120 克，姜、干红辣椒、盐、鸡精、酱油、香油、食用油各适量

【做法】

1　香干洗净，切条待用；韭菜洗净，切小段；姜洗净，切成小片。

2　炒锅上火，加油烧热，倒入香干，加酱油、少许盐，炒出香味，捞出沥干油。将底油烧热，放入姜片、干红辣椒，再放入韭菜，炒至熟，倒入香干。

3　再放入盐、鸡精、香油炒匀即可。

【调理功效】韭菜含有较多的纤维素，能增加胃肠蠕动；还含有挥发油及含硫化合物，可促进食欲、杀菌和降低血脂。因此常食本菜对防治高脂血症、冠心病都大有好处。

白萝卜

【别名】菜菔、罗菔

【性味归经】性凉，味辛、甘，归肺、胃经

【降压关键词】降低血脂、软化血管、稳定血压

白萝卜含有丰富的钾元素，能有效预防高血压，常吃白萝卜可降低血脂、软化血管、稳定血压，还可预防冠心病、动脉硬化、胆结石等疾病。

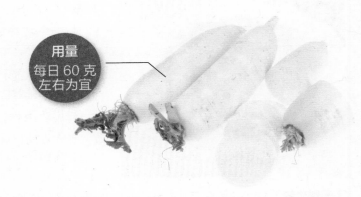

用量
每日60克左右为宜

选 购 保 存

选购时以个体大小均匀、表面光滑的白萝卜为优。白萝卜最好能带泥存放，如果室内温度不太高，可放在阴凉通风处保存，也可洗净放入冰箱保鲜。

食 用 建 议

白萝卜的营养价值很高，对于很多病症都有很好的食疗功效，患有高血压、糖尿病、心血管疾病、咳嗽痰多、鼻出血、腹胀停食、腹痛等病症的患者可经常食用。但阴盛偏寒体质者、脾胃虚寒者、胃及十二指肠溃疡者、慢性胃炎者、先兆流产及子宫脱垂者不宜多食。

食疗作用

白萝卜能促进新陈代谢、增强食欲、化痰清热、帮助消化、化积滞，对食积腹胀、咳痰失声、吐血、消渴、痢疾、头痛、排尿不利等症有食疗作用。常吃白萝卜可降低血脂、软化血管、稳定血压，还可预防冠心病、动脉硬化、胆结石等疾病。

搭配宜忌

宜
白萝卜＋紫菜 ➡ 可清肺热、治咳嗽
白萝卜＋金针菇 ➡ 可治消化不良

忌
白萝卜＋蛇肉 ➡ 会引起中毒
白萝卜＋黑木耳 ➡ 易引发皮炎

降压吃法一
酸甜白萝卜条

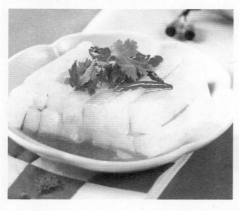

【材料】 白萝卜 300 克，干红辣椒 3 个，白醋 10 毫升，白糖 10 克，盐 5 克，味精少许

【做法】

1 白萝卜去掉外皮，用清水洗净，用刀切成厚长条，然后加少许盐腌渍半小时。

2 干红辣椒放入清水中洗净，切丝。

3 用凉开水将腌好的萝卜条冲洗干净，沥干水，盛盘。将所有调味料一起放入萝卜条里拌匀，撒上干红辣椒丝，静置 15 分钟即可食用。

【调理功效】 白萝卜可降低血脂、软化血管、稳定血压，并能预防冠心病、动脉硬化等疾病。

降压吃法二
家乡白萝卜拌海蜇

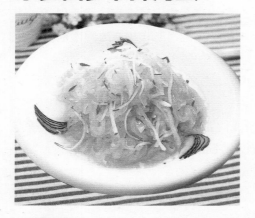

【材料】 白萝卜 100 克，海蜇 200 克，黄瓜 50 克，盐 3 克，香油、白醋各适量

【做法】

1 白萝卜去掉外皮洗净，切丝；海蜇用清水洗净，切丝；黄瓜洗净，切片。

2 锅置火上，加入清水烧开，分别将白萝卜、海蜇焯熟后，捞出沥干水分，再装盘，然后加入盐、香油、白醋一起拌匀。

3 将切好的黄瓜片摆盘即可。

【调理功效】 白萝卜属于典型的高钾低钠食物，可有效降低血压；海蜇能扩张血管、降低血压，同时也可预防肿瘤的发生，抑制癌细胞的生长；黄瓜能清热泻火、降压降糖、降脂减肥。本品一般人都可食用，尤其适合患有高血压、高脂血症、肥胖症等疾病的患者食用。

黑木耳

【别名】树耳、木蛾、黑菜

【性味归经】性平，味甘，归肺、胃、肝经

【降压关键词】降低血压，预防心脑血管疾病

黑木耳含丰富的钾，是优质的高钾食物，可有效降低血压，防止血液凝固，有助于减少动脉硬化、冠心病等疾病的发生，是心脑血管疾病患者的优选食物。

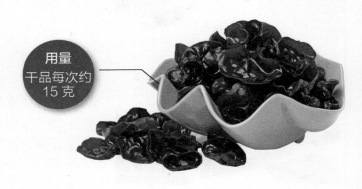

用量
干品每次约
15克

选 购 保 存

优质黑木耳乌黑光润，其背面略呈灰白色，体质轻，身干肉厚，朵形整齐，表面有光泽，耳瓣舒展，朵片有弹性，嗅之有清香之气。黑木耳宜用塑料袋装好，封严，常温或冷藏保存均可。

食 用 建 议

黑木耳的营养价值很高，对于许多病症都有很好的食疗功效，一般人皆可食用，尤其适合患有脑血栓、冠心病、癌症、硅沉着病、结石、肥胖等病症的患者食用。黑木耳较难消化，并具有一定的滑肠作用，故脾虚消化不良或大便稀烂者慎食。

食疗作用

黑木耳具有补气血、滋阴、补肾、活血、通便等功效，对便秘、痔疮、胆结石、肾结石、膀胱结石及心脑血管等病症有食疗作用。

搭配宜忌

宜
黑木耳 + 绿豆 ➜ 可降压消暑
黑木耳 + 银耳 ➜ 可提高免疫力

忌
黑木耳 + 田螺 ➜ 不利于消化
黑木耳 + 茶 ➜ 影响铁的吸收

降压吃法一
黄瓜炒木耳

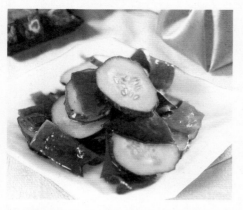

【材料】 水发木耳 50 克，黄瓜 200 克，盐、淡色酱油、味精、香油、白糖、食用油各适量

【做法】

1 将黄瓜洗净，切片，加盐腌 10 分钟左右，装入盘中。

2 将其他调味料调成味汁。

3 将木耳洗净，泡发（泡发后要将尾部坚硬的部分去掉），撕成小片，入油锅中与黄瓜一起炒匀，再加入调味汁炒入味即可。

【调理功效】 本品具有降血压、降血脂、清热泻火、保护血管等功效，适合患有高血压、高脂血症、便秘等疾病的患者食用。

降压吃法二
笋尖木耳

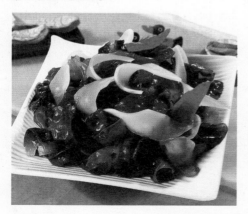

【材料】 黑木耳 250 克，莴笋尖 50 克，红椒 30 克，醋、香油各 10 毫升，盐、味精各 3 克

【做法】

1 将黑木耳洗净，泡发，切成大片，放入开水中焯熟，捞起沥干水。

2 莴笋尖去皮，洗净，切薄片；红椒洗净，切小块。把莴笋尖、红椒一起放入开水中焯至断生，捞起沥干水。

3 把黑木耳、莴笋片、红椒与调味料一起装盘，拌匀即可。

【调理功效】 黑木耳和莴笋搭配同食具有促进排尿、降低血压、预防心律不齐的作用，还能改善消化系统和肝脏的功能。

银耳

【别名】白木耳、雪耳

【性味归经】性平，味甘，归肺、胃、肾经

【降压关键词】防止钙流失，防治高血压

银耳富含维生素D，能防止钙的流失，对防治高血压大有益处；因其富含硒等微量元素，故其还可以增强机体抗肿瘤的免疫力。

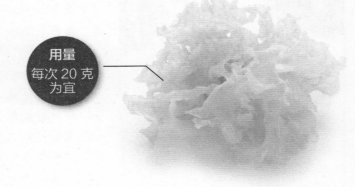

用量
每次 20 克
为宜

选购保存

宜选购嫩白晶莹、略带乳黄的银耳。干品要注意防潮，用塑料袋装好，封严，常温或冷藏保存均可。

食用建议

银耳一般人皆可食用，尤其适合虚劳咳嗽、肺痈、肺结核、痰中带血、虚热口渴、便秘下血、妇女崩漏、心悸失眠、神经衰弱、盗汗遗精、白细胞减少症、高血压、动脉粥样硬化、肿瘤、肝炎、阴虚火旺、老年慢性支气管炎、肺源性心脏病患者食用。

食疗作用

银耳是一味滋补良药，特点是滋润而不腻滞，具有滋补生津、润肺养胃的功效。主要用于辅助治疗虚劳、咳嗽、痰中带血、津少口渴、病后体虚、气短乏力等病症。

搭配宜忌

宜
银耳 + 莲子 ➡ 降低血压
银耳 + 鹌鹑蛋 ➡ 健脑强身

忌
银耳 + 菠菜 ➡ 破坏维生素C
银耳 + 鸡蛋黄 ➡ 不利于消化

降压吃法一
雪梨银耳枸杞汤

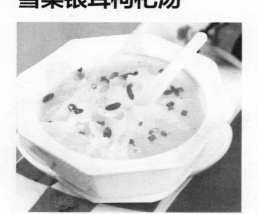

【材料】银耳 30 克，雪梨 1 个，枸杞 10 克，冰糖适量

【做法】

1　雪梨洗净，去皮、去核，切小块待用。

2　银耳泡半小时后洗净，撕成小朵；枸杞洗净待用。

3　锅中倒入清水，放银耳，大火烧开，转小火将银耳炖烂，放入枸杞、雪梨、冰糖，炖至梨熟即可。

【调理功效】本品的营养成分相当丰富，银耳中含有蛋白质、脂肪和多种矿物质及肝糖。银耳蛋白质中含有人体所必需的 17 种氨基酸，它不但能有效降低血压和血脂，还能加强营养，改善患者体质。

降压吃法二
银耳山药羹

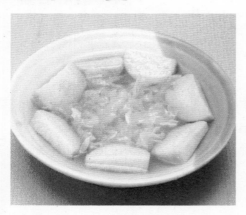

【材料】山药 200 克，银耳 30 克，白糖 15 克，水淀粉 1 大匙

【做法】

1　山药去皮，洗净，切小丁；银耳洗净，用水泡 2 小时至软，然后去硬蒂，切细末。

2　砂锅洗净，将山药、银耳放入锅中，倒入 3 杯水煮开。

3　加入白糖调味，再加入水淀粉勾薄芡，搅拌均匀。

【调理功效】银耳可滋阴润燥、清热泻火，还能降压降脂，山药可益气补虚、降低血压，两者搭配同食对阴虚火旺的高血压患者有很好的食疗效果。

猕猴桃

【别名】狐狸桃、洋桃、藤梨

【性味归经】性寒，味甘、酸，归胃、膀胱经

【降压关键词】降低血压，预防心脑血管疾病

猕猴桃属于高钾水果，能有效降低血压，非常适合高血压患者食用；猕猴桃还含有丰富的果胶，可降低血液中胆固醇浓度，常食还能预防心脑血管疾病。

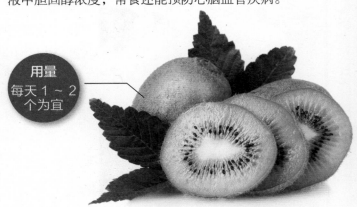

用量
每天 1 ~ 2
个为宜

选 购 保 存

以无破裂、无霉烂、无皱缩、无柔软感、气味清香的猕猴桃为佳，通常果实越大质量越好。放置于箱子中保存。

食 用 建 议

高血压、冠心病、黄疸肝炎、关节炎、尿道结石患者，食欲不振者，消化不良者，情绪不振、常吃烧烤类食物的人可经常食用猕猴桃。但脾胃虚寒者、腹泻便溏者、糖尿病患者、先兆性流产者和妊娠期女性不宜食用猕猴桃。

食疗作用	猕猴桃有生津解热、调中下气、止渴利尿、滋补强身之功效。猕猴桃还含有硫醇蛋白的水解酶和超氧化物歧化酶，具有养颜、提高免疫力、抗癌、抗衰老、抗肿消炎的功能，其含有的血清促进素还具有稳定情绪的作用。

搭配宜忌

宜
猕猴桃 + 橙子 ➜ 可预防关节磨损
猕猴桃 + 薏米 ➜ 可抑制癌细胞

忌
猕猴桃 + 牛奶 ➜ 会出现腹泻
猕猴桃 + 胡萝卜 ➜ 破坏维生素C

降压吃法—
草莓芦笋猕猴桃汁

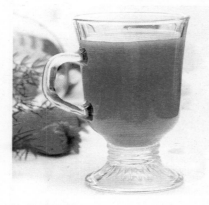

【材料】草莓 60 克，芦笋 50 克，猕猴桃 1 个

【做法】

1 猕猴桃买回来先放一段时间，去皮，切块。

2 草莓洗净，去蒂；芦笋洗净，切段。

3 将草莓、芦笋、猕猴桃一起放入榨汁机中，加入适量凉开水搅打成汁即可。

【调理功效】 草莓中丰富的维生素 C 除了可以预防坏血病以外，对动脉硬化、冠心病、心绞痛、高血压、高脂血症等都有积极的预防作用；芦笋富含钾，可降压利尿；猕猴桃也是高钾食物，可有效降低血压。因此，高血压患者常食本品有较好的食疗作用。

降压吃法二
猕猴桃柠檬汁

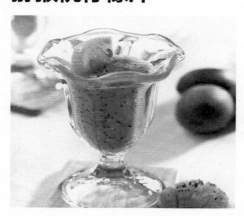

【材料】猕猴桃 3 个、柠檬半个，冰块 1/3 杯

【做法】

1 猕猴桃用水洗净，去皮，每个切成四块。

2 在果汁机中挤入柠檬汁，放入猕猴桃以及冰块，搅打均匀。

3 把搅打好的猕猴桃汁倒入杯中，装饰柠檬片即可。

【调理功效】 猕猴桃富含钾，能促进体内钠盐的排出，从而有效降低血压，且其与柠檬均富含维生素 C，能有效扩张血管，预防动脉硬化。此外，本品还具有解热利尿、调中下气、生津止渴、滋补强身之功效，对高血压患者大有益处。

草莓

【别名】洋莓果、红莓。

【性味归经】性凉，味甘、酸，归肺、脾经

【降压关键词】草莓能预防高血压、动脉硬化、冠心病

草莓富含维生素C，对血压具有双向调节的作用，可有效地防止血管破裂，减少毛细血管脆性，减缓血管硬化，预防高血压、动脉硬化等。

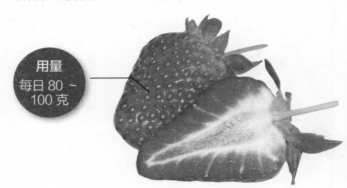

用量
每日80～100克

选购保存

挑选草莓的时候应该尽量挑选色泽鲜亮、有光泽、结实、手感较硬的，太大、过于水灵的草莓不宜购买。草莓宜放置冰箱内冷藏保存，不宜保存太久。

食用建议

风热咳嗽、咽喉肿痛、声音嘶哑、夏季烦热口干、腹泻如水者及鼻咽癌、肺癌、扁桃体癌、喉癌、坏血病、高血压、动脉硬化、冠心病、脑出血患者可经常食用草莓，但脾胃虚弱、肺寒腹泻者及孕妇不宜常食草莓。

食疗作用

草莓具有生津润肺、养血润燥、健脾、解酒的功效，可用于干咳无痰、烦热干渴、积食腹胀、小便浊痛、醉酒等。草莓中还含有一种胺类物质，对白血病、再生障碍性贫血等血液病有辅助治疗作用。

搭配宜忌

宜
草莓＋蜂蜜 → 可补虚养血
草莓＋牛奶 → 有利于吸收维生素 B12

忌
草莓＋黄瓜 → 会破坏维生素 C
草莓＋牛肝 → 会破坏维生素 C

降压吃法一
草莓柠檬乳酪汁

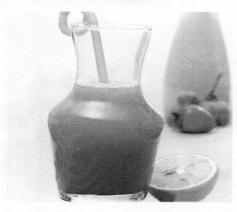

【材料】草莓 4 个，柠檬半个，乳酪 200 毫升

【做法】

1　将草莓洗净，去蒂，放入榨汁机。

2　柠檬洗净，切片。

3　将乳酪、柠檬片放入榨汁机，与草莓一起搅打均匀即可。

【调理功效】本品中的维生素 C 含量十分丰富，维生素 C 除了可以预防坏血病外，对动脉硬化、冠心病、心绞痛、脑出血、高血压、高脂血症等疾病也有积极的预防作用。草莓中含有的果胶及纤维素可促进胃肠蠕动，改善便秘。

降压吃法二
草莓珍珠奶茶

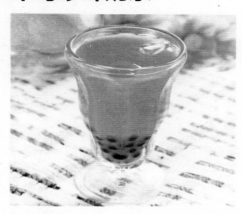

【材料】珍珠粉 2 大匙，草莓粉 50 克，鲜奶 30 毫升，冰水 50 毫升

【做法】

1　杯子洗净，在杯中放入 2 大匙珍珠粉垫底。

2　将草莓粉倒入杯中，再倒入 50 毫升冰水。

3　放入鲜奶拌匀即可。

【调理功效】本品对高血压、动脉硬化、冠心病有较好的食疗作用。除此之外，本品还有提高人体免疫力、延缓衰老等功效。

葡萄

【别名】草龙珠、山葫芦、蒲桃

【性味归经】性平，味甘、酸；归肺、脾、肾经

【降压关键词】降低血压，阻止血栓形成

葡萄富含钾，能有效降低血压。研究证明葡萄比阿司匹林能更好地阻止血栓形成，并且能降低人体血清胆固醇水平，降低血小板的凝聚力，对预防高血压引起的心脑血管病有一定作用。

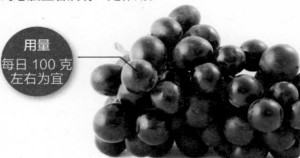

用量
每日 100 克左右为宜

选 购 保 存

购买时可以摘底部一颗尝尝，如果果粒甜美，则整串都会很甜。葡萄的保留时间很短，购买后最好尽快吃完，剩余的可用保鲜袋密封好，放入冰箱内，这样能保存 4 ~ 5 天。

食 用 建 议

高血压、冠心病、脂肪肝、癌症、肾炎水肿、神经衰弱、风湿性关节炎患者，以及过度疲劳、体倦乏力、形体羸瘦、肺虚咳嗽、盗汗者，儿童、孕妇和贫血患者可经常食用葡萄。但糖尿病、便秘患者，阴虚内热、津液不足者，肥胖之人，脾胃虚寒者及孕妇不宜多食葡萄。

食疗作用

葡萄具有滋补肝肾、养血益气、强壮筋骨、生津除烦、健脑养神的功效。葡萄中含有较多酒石酸，有助于消化。葡萄中所含的天然聚合苯酚能与细菌及病毒中的蛋白质化合，对于脊髓灰白质炎病毒有杀灭作用。

搭配宜忌

宜
葡萄 + 枸杞 ➡ 降低血压、补血
葡萄 + 薏米 ➡ 养颜健脾利湿

忌
葡萄 + 开水 ➡ 引起腹胀
葡萄 + 白萝卜 ➡ 对健康不利

降压吃法一
葡萄芦笋苹果饮

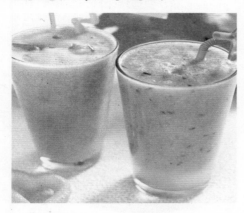

【材料】 葡萄 150 克，芦笋 100 克，苹果 1 个

【做法】

1　葡萄洗净，剥皮；苹果洗净，去皮和果核，切块。

2　芦笋洗净，切段。

3　将苹果、葡萄、芦笋放入榨汁机，榨汁即可。

【调理功效】 葡萄可滋阴血、补肝肾、降血压；芦笋可降压、利尿，对患有高血压、高脂血症和肥胖症等病症的患者都有益处；苹果可健脾益气、改善胃肠道功能。因此，高血压患者常食本品既可降血压，还能补气血、通便。

降压吃法二
葡萄苹果汁

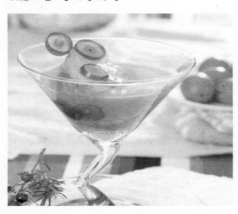

【材料】 红葡萄 150 克，红色去皮的苹果 1 个，碎冰适量

【做法】

1　红葡萄洗净，切片。

2　将苹果切块，与葡萄（留几片装饰用）一起入榨汁机榨成汁。

3　碎冰倒在果汁上，装饰上葡萄片即可。

【调理功效】 本品中的葡萄与苹果均能降低人体血清胆固醇水平，并且富含能保护心血管的维生素 C，有助于预防高血压、动脉硬化等。

苹果

【别名】滔婆、柰、柰子

【性味归经】性凉，味甘、微酸，归脾、肺经

【降压关键词】富含钾，可降低血压

苹果中富含钾，钾能促进钠从尿液排出，预防水钠潴留的发生。因此，对于进盐过多的高血压患者，多吃苹果可以将体内的钠盐清除，使血压下降。

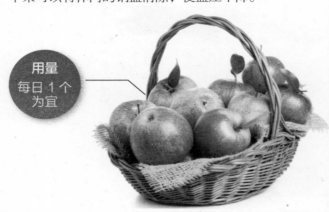

用量
每日1个
为宜

选 购 保 存

苹果应挑个头适中、果皮光洁、颜色艳丽的。放在阴凉处可以保存 7 ～ 10 天，如果装入塑料袋放入冰箱可以保存更长时间。

食 用 建 议

慢性胃炎、消化不良、气滞不通、慢性腹泻、神经性结肠炎、便秘、高血压、高脂血症和肥胖症、癌症、贫血患者和维生素 C 缺乏者可经常食用苹果，但脾胃虚寒者、糖尿病患者不宜常食苹果。

| 食疗作用 |

苹果具有润肺、健胃、生津、止渴、止泻、消食、顺气、醒酒的功能，而且对于癌症有良好的食疗作用。苹果含有大量的纤维素，常吃可以使肠道内胆固醇减少，缩短排便时间，能够减少直肠癌的发生。

搭配宜忌

宜
苹果＋洋葱 ➡ 降压降脂
苹果＋银耳 ➡ 降压降脂

忌
苹果＋白萝卜 ➡ 对健康不利
苹果＋海鲜 ➡ 易致恶心

降压吃法一
芹菜苹果汁

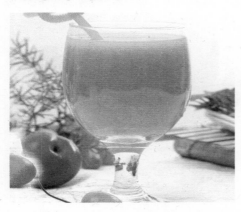

【材料】芹菜 80 克，苹果 50 克，胡萝卜 60 克，蜂蜜少许

【做法】

1　将芹菜洗净，切成段。

2　将苹果洗净，去皮去核，切成块；胡萝卜洗净，切成块。

3　将所有的材料倒入榨汁机内，搅打成汁，加入蜂蜜即可。

【调理功效】芹菜中含有酸性的降压成分，有明显的降压作用；胡萝卜有效改善微血管循环，降低血脂，增加冠状动脉流量，具有降压、强心、降血糖等作用；苹果也富含钾，可降低血压，预防便秘。因此，本品非常适合高血压患者饮用。

降压吃法二
苹果橘子汁

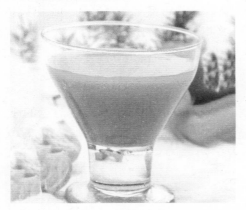

【材料】橘子 1 个，苹果 1 个，姜 50 克

【做法】

1　将橘子去皮、去子。

2　将苹果洗净，留皮去核，切成块；姜洗净，切片。

3　将所有的材料放入榨汁机内，搅打 2 分钟即可。

【调理功效】橘子富含维生素 C，能软化血管，预防心脑血管疾病；苹果富含果胶和膳食纤维，可降低血中胆固醇和血压，还能预防便秘。

香蕉

【别名】蕉果、甘蕉

【性味归经】性寒，味甘，归脾、胃、大肠经

【降压关键词】是预防高血压的极佳水果

香蕉中富含的钾能降低机体对钠盐的吸收，故其有降血压的作用。香蕉中还含有血管紧张素转化酶抑制物质，可抑制血压升高。所以，香蕉是预防高血压的极佳水果。

用量
每日 1～2
根为宜

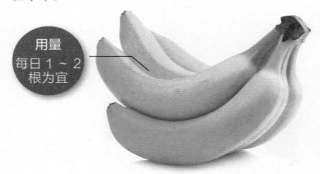

选 购 保 存

果皮颜色黄黑泛红，稍带黑斑，表皮有皱纹的香蕉风味最佳。香蕉手捏后有软熟感的一定是甜的。香蕉买回来后，最好用绳子串起来，挂在通风处保存。

食 用 建 议

口干烦渴者、大便干燥难解者、痔疮患者、肛裂者、大便带血者、癌症病人、上消化道溃疡患者、高血压患者、冠心病患者、动脉硬化者和中毒性消化不良者可经常食用香蕉，但慢性肠炎患者、虚寒腹泻者、糖尿病患者、胃酸过多者不宜食用。

食疗作用

香蕉具有清热、通便、解酒、降血压、抗癌的功效。香蕉富含的纤维素可润肠通便，对于便秘、痔疮患者大有益处；所含的维生素 C 是天然的免疫强化剂，可抵抗各类感染。

搭配宜忌

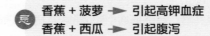

宜　香蕉 + 西瓜皮 → 辅助治疗高血压
　　香蕉 + 芝麻 → 养心安神

忌　香蕉 + 菠萝 → 引起高钾血症
　　香蕉 + 西瓜 → 引起腹泻

降压吃法一
香蕉番茄汁

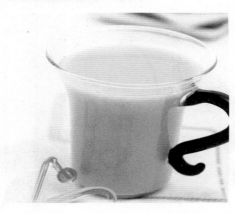

【材料】 乳酸菌饮料100毫升，番茄1个，香蕉1条

【做法】

1　将番茄洗净后切块。

2　香蕉去皮。

3　将番茄、香蕉、乳酸菌饮料、冷开水一起放入榨汁机中榨成汁。

【调理功效】 香蕉中富含大量的膳食纤维和维生素 C，可促进胃肠蠕动，预防便秘；还富含钾，有利水减肥、降低血压的作用。番茄中的番茄红素是一种脂溶性生物类黄酮，具有类似胡萝卜素的强力抗氧化作用，可降低血浆胆固醇浓度，有效降低血压。

降压吃法二
香蕉燕麦牛奶

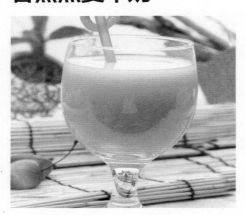

【材料】香蕉1根，燕麦80克，牛奶200毫升

【做法】

1　将香蕉去皮，切成小段。

2　燕麦洗净。

3　将香蕉、燕麦、牛奶放入榨汁机内，搅打成汁即可。

【调理功效】 本品中的香蕉有抑制血压升高的作用；燕麦有降低心血管和肝脏中的胆固醇、三酰甘油的作用；牛奶可滋阴润燥，补益中气。常饮本品有助于预防高血压、高脂血症、高胆固醇血症。

梨

【别名】沙梨、白梨

【性味归经】性寒，味甘，归肺、胃经

【降压关键词】增加血管弹性，降低血压

梨所含的维生素 B_1 能增加血管弹性、保护心脏、减轻疲劳，所含的维生素 B_2 及叶酸能增强心肌活力、降低血压。梨能清热镇静，对于肝阳上亢或肝火上炎型高血压患者有较好的食疗作用。

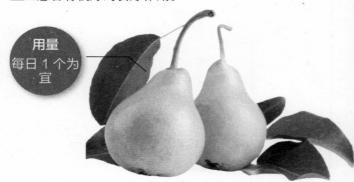

用量
每日 1 个为宜

选 购 保 存

选购梨时以果实完整、无虫害、无压伤、坚实的为佳。梨置于室内阴凉角落处保存即可，如需冷藏，可装在纸袋中放入冰箱保存 2 ~ 3 天。

食 用 建 议

肺热咳嗽、痰稠或无痰、咽喉发痒干痛、音哑、高血压、心脏病、习惯性便秘患者及演唱人员可常食梨，饮酒之后或宿醉未解者也可食梨。但脾虚便溏、慢性肠炎、胃寒病、寒痰咳嗽或外感风寒咳嗽、糖尿病患者以及产妇和经期中的女性不宜常食。

食疗作用

梨有止咳化痰、清热降火、养血生津、润肺去燥、润五脏、镇静安神等功效，对高血压、心脏病、口渴便秘、头昏目眩、失眠多梦患者有良好的食疗作用。

搭配宜忌

宜
梨 + 银耳 → 润肺止咳、降压降脂
梨 + 核桃 → 清热解毒、润肠通便

忌
梨 + 白萝卜 → 诱发甲状腺肿大
梨 + 鹅肉 → 会增加肾的负担

降压吃法一
梨汁

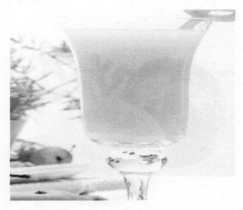

【材料】梨 1 个，橙子半个，冰水 100 毫升

【做法】

1　将橙子用清水冲洗干净，把外皮去掉，备用。

2　梨去掉外皮，把子去掉，用清水冲洗干净，备用。

3　将梨和橙子以适当大小切块，与冰水一起放入榨汁机内搅打成汁，滤出果肉即可。

【调理功效】本品有保护心脏、降低血压的作用，特别适用于肝阳上亢或肝火上炎型高血压患者，常饮本品有利于血压恢复正常，还可改善头晕目眩、头痛、烦躁、便秘等症状。

降压吃法二
贡梨酸奶

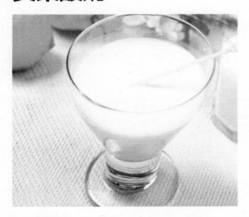

【材料】贡梨 1 个，柠檬半个，酸奶 200 毫升

【做法】

1　将贡梨用清水冲洗干净，去掉外皮，然后把子去掉，以适当大小切成块状，备用。

2　柠檬用清水洗净，切片备用。

3　将洗切好的贡梨、柠檬及酸奶放入搅拌机内搅打成汁即可。

【调理功效】本品具有增加血管弹性、降低血压的作用，其中贡梨所含的维生素 B_1 能保护心脏、减轻疲劳，所含的维生素 B_2 及叶酸能增强心肌活力、降低血压、保持身体健康；柠檬富含维生素 C 和维生素 P，能有效降低血压，增强血管的弹性和韧性。

西瓜

【别名】寒瓜、夏瓜

【性味归经】性寒，味甘，归心、胃、膀胱经

【降压关键词】平衡血压，调节心脏功能

西瓜营养丰富，但不含胆固醇和脂肪，所以不会使血脂升高。西瓜富含钾以及多种可降低血压的成分，能有效平衡血压、调节心脏功能，可有效预防冠心病、动脉硬化等症。

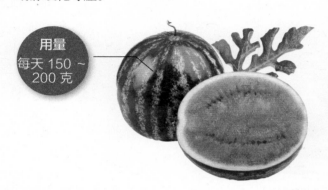

用量
每天 150 ~ 200 克

选 购 保 存

瓜皮表面光滑、花纹清晰，用手指弹瓜可听到"嘭嘭"声的是熟瓜。未切开时低温可保存 5 天左右；切开后用保鲜膜裹住，放入冰箱，低温可保存 3 天左右。

食 用 建 议

慢性肾炎、高血压、黄疸肝炎、胆囊炎、膀胱炎、水肿、发热烦渴或急性病高热不退、口干多汗、口疮等病症的患者可经常食用西瓜，但有脾胃虚寒、寒积腹痛、小便频数、慢性肠炎、胃炎、胃及十二指肠溃疡等病症属于虚冷体质的人以及糖尿病患者要慎食。

食疗作用

西瓜具有清热解暑、除烦止渴、降压美容、利水消肿等功效。西瓜富含多种维生素，具有平衡血压、调节心脏功能、预防癌症的作用，可以促进新陈代谢，有软化及扩张血管的功能。常吃西瓜还可以使头发秀丽稠密。

搭配宜忌

宜
西瓜 + 冬瓜 ➡ 降压、利尿
西瓜 + 鳝鱼 ➡ 清热利尿、祛风湿

忌
西瓜 + 海虾 ➡ 会引起呕吐
西瓜 + 羊肉 ➡ 会引起腹泻

降压吃法一
番茄西瓜柠檬饮

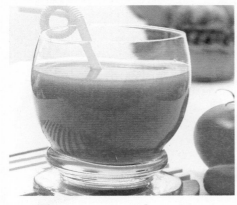

【材料】西瓜 150 克，番茄 1 个，柠檬 1/4 个

【做法】

1 将西瓜、番茄分别用清水冲洗干净，去掉外皮，均以适当大小切成块状，备用。

2 将西瓜、番茄、柠檬一起放入榨汁机中搅打成汁。

3 滤出果肉即可。

【调理功效】本品清热泻火、利尿降压，常饮可有效降低血压，尤其适合内火旺盛、口干咽燥的高血压患者食用。

降压吃法二
西瓜葡萄柚汁

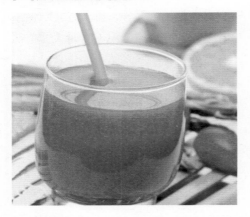

【材料】西瓜 150 克，芹菜适量，葡萄柚 1 个，白糖适量

【做法】

1 将西瓜洗净，去皮，去子；葡萄柚去皮；芹菜去叶，洗净。将以上食材均切成适当大小的块。

2 将切好的西瓜、芹菜、葡萄柚放入榨汁机内搅打成汁，滤出果肉。

3 用白糖调味即可。

【调理功效】本品含有钾以及多种降压成分，而且还含有能降低血液中胆固醇的天然果胶，对高血压和心血管疾病患者有一定的食疗效果。

橙子

【别名】黄果、香橙、金球

【性味归经】性凉，味甘、酸，归肺、脾、胃经

【降压关键词】降低血压和血脂，保护血管

橙子富含维生素 C 和胡萝卜素，可以抑制致癌物质的形成，降低胆固醇和血脂，软化和保护血管，促进血液循环。橙子还富含钾，有助于有助于排除体内多余的钠盐，可有效降低血压。

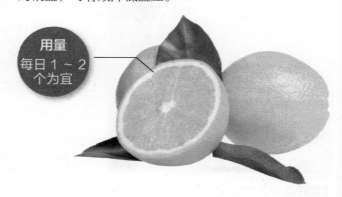

用量
每日 1～2
个为宜

选 购 保 存

好橙子表皮皮孔较多，摸起来比较粗糙。在常温下，置于阴凉于燥处可保存一至两周，置于冰箱可保存更长时间。

食 用 建 议

高血压、高脂血症等心脑血管疾病患者，流感患者，以及胸膈满闷之人可经常食用橙子，饮酒过多、宿醉未消之人也可食用橙子。但糖尿病患者不宜常食橙子。另外，橙子宜常吃但不宜多吃，过食或食用不当对人体反而有害处，有泌尿系结石的患者尤其不可多吃。

食疗作用	橙子有化痰、健脾、温胃、助消化、增食欲、增强毛细血管韧性、降低血脂等功效，对高血压患者有补益作用。果皮可作为健胃剂、芳香调味剂。经常食用橙子能保持皮肤湿润，强化免疫系统，有效防止流感等病毒的侵入。

搭配宜忌

宜
橙子 + 蜂蜜 ➡ 治胃气不和
橙子 + 玉米 ➡ 降低血压

忌
橙子 + 黄瓜 ➡ 破坏维生素 C
橙子 + 虾 ➡ 会产生毒素

降压吃法一
柳橙汁

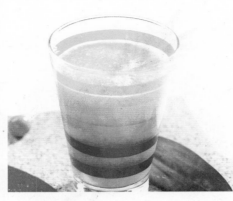

【材料】 柳橙 2 个

【做法】

1 柳橙用清水冲洗干净，去皮去子，切成两半，备用。

2 把洗净切好的柳橙放进榨汁机中，榨出柳橙汁。

3 把柳橙汁倒入杯中即可。

【调理功效】 本品含有丰富的钙、钾和维生素 C，这三种营养素对降低和调节血压很有帮助，其中所含有的橙皮苷对周围血管具有明显的扩张作用，能起到降压效果。

降压吃法二
甘薯叶苹果柳橙汁

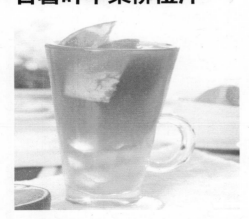

【材料】 甘薯叶 50 克，苹果、柳橙各半个，冷开水 300 毫升，冰块适量

【做法】

1 将甘薯叶洗净；苹果去皮去核，切成块；柳橙去皮去子，切成块。

2 用甘薯叶包裹苹果、大部分柳橙，一起放入榨汁机内，然后加入适量的冷开水，搅打成汁，滤出果汁，倒入杯中。

3 加入冰块，装饰上余下的柳橙块即可。

【调理功效】 橙子中有含量丰富的维生素 C 和维生素 P，能增加毛细血管的弹性，降低血中胆固醇；苹果富含钾和膳食纤维，可有效降低血中胆固醇，有效降低血压；甘薯叶有显著的降血压效果。所以高血压患者经常饮用本品可改善全身症状。

菠萝

【别名】凤梨、番梨、露兜子

【性味归经】性平，味甘；归脾、胃经

【降压关键词】降低血压和胆固醇，保护血管

菠萝中富含的钾能促进体内钠盐的排出，可有效降低血压，对高血压患者有较好的食疗作用。菠萝所含的维生素 C 也相当丰富，可有效降低胆固醇和血脂，保护血管。

用量
每日 100 克
为宜

选 购 保 存

如果菠萝的果实突顶部充实，果皮变黄，果肉变软，呈橙黄色，说明它已达到九成熟。这样的菠萝果汁多，糖分高，香味浓，风味好。没有削皮的菠萝，放在阴凉处，常温保存即可；已经削皮的菠萝，最好用保鲜膜包好，放进冰箱冷藏，并在 2 天内食用。

食 用 建 议

肾炎、高血压、暑热烦渴、支气管炎、消化不良等病症的患者可经常食用菠萝，但溃疡病、肾脏病、凝血功能障碍、发热患者及患有湿疹、疖疮者以及过敏体质者不宜食用。有些人食用未经处理的生菠萝会出现皮肤发痒等症状，建议先用盐水泡十分钟左右再食用。

食疗作用

菠萝具有消暑解渴、消食止泻、补脾胃、固元气、益气血、消食、祛湿等功效。菠萝含有丰富的菠萝蛋白酶，能分解蛋白质，帮助消化，尤其是过食肉类及油腻食物之后，吃些菠萝更为适宜。

搭配宜忌

宜
菠萝 + 淡盐水 ➡ 下火、预防过敏
菠萝 + 黄瓜 ➡ 降压降脂、利尿

忌
菠萝 + 白萝卜 ➡ 破坏维生素 C
菠萝 + 鸡蛋 ➡ 导致消化不良

降压吃法一
莴笋菠萝汁

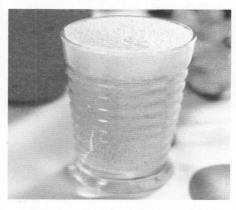

【材料】莴笋 200 克，菠萝 45 克，蜂蜜 2 汤匙

【做法】

1　将莴笋用清水冲洗干净，切成细丝备用。

2　菠萝去皮，洗净，切小块。

3　将莴笋、菠萝、蜂蜜倒入果汁机内，加 300 毫升凉开水搅打成汁即可。

【调理功效】菠萝和莴笋都富含钾和维生素 C，可有效降低胆固醇和血脂，保护血管，对高血压患者有较好的食疗作用。

降压吃法二
茼蒿包菜菠萝汁

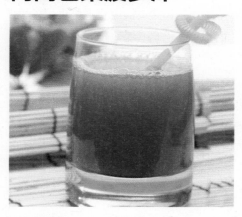

【材料】茼蒿、包菜、菠萝各 100 克，柠檬汁少许

【做法】

1　将茼蒿和包菜洗净，切小块。

2　菠萝去皮洗净，切块备用。

3　将所有原料放入榨汁机中，搅拌均匀，加入柠檬汁调匀即可。

【调理功效】本品可有效降低血压、软化血管，还能利尿、助消化，适合高血压、动脉硬化、小便不利以及消化不良的患者食用。

杧果

〔别名〕檬果、望果

〔性味归经〕性平，味甘，归胃、小肠经

〔降压关键词〕预防高血压、动脉硬化

杧果含有丰富的维生素 C、矿物质等，除了具有防癌的功效外，还具有降低血液中的血脂和胆固醇水平、保护血管、预防高血压和动脉硬化的作用。

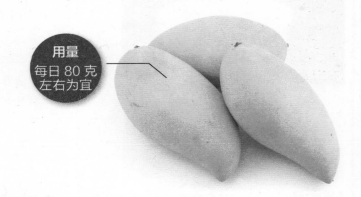

用量
每日 80 克
左右为宜

选 购 保 存

宜选购个大、成熟、质软、外皮无黑点的杧果，外皮发绿的杧果未成熟，不宜挑选。杧果宜放在冰箱冷藏或放在干燥阴凉处保存。

食 用 建 议

慢性咽喉炎患者、音哑者、眩晕症者、高血压晕眩者及孕妇胸闷作呕可常食用杧果，但皮肤病、糖尿病、肠胃虚弱、消化不良、感冒以及风湿病患者不宜食用杧果。饱饭后不可食用杧果。据报道，有因为吃了过量的杧果而引起肾炎的病例，故当注意。

食疗作用

杧果有生津止渴、益胃止呕、利尿止晕的功效。杧果能降低胆固醇，常食有利于预防心血管疾病，有益于视力，还能润泽皮肤。杧果有明显的抗氧化和保护脑神经元的作用，能延缓脑细胞衰老、提高脑功能。

搭配宜忌

宜
杧果 + 蜂蜜 → 预防晕车、晕船
杧果 + 番茄 → 降低血压

忌
杧果 + 大蒜 → 引起皮肤黄染
杧果 + 竹笋 → 破坏营养成分

降压吃法一
草莓杬果芹菜汁

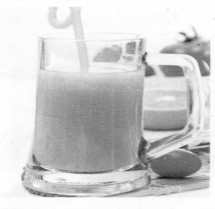

【材料】草莓、芹菜各 80 克，杬果 3 个

【做法】

1 将草莓洗净，去蒂；杬果去皮，剥下果肉；芹菜洗净切小段。

2 榨汁机中放入草莓、芹菜、杬果榨汁。

3 把榨出来的果菜汁倒入杯中拌匀即可。

【调理功效】本品富含多种维生素和膳食纤维，可降低血压，保护血管，还能预防便秘。

降压吃法二
圣女果杬果汁

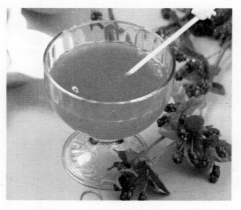

【材料】圣女果 200 克，杬果 1 个，冰糖 5 克

【做法】

1 杬果洗净，去皮，去核，切块。

2 圣女果洗净，去蒂，切块。

3 将圣女果、杬果搅打成汁，再加入冰糖即可。

【调理功效】本品具有生津止渴、降低血压、明目等功效，适合高血压患者饮用。

核桃

【别名】胡桃、英国胡桃

【性味归经】性温，味甘，归肺、肾经

【降压关键词】降低胆固醇，稳定血压

核桃中所含的 Ω−3 能维持血液疏通顺畅，所含的膳食纤维可降低胆固醇，稳定血压。而且核桃中所富含的镁、钾元素是高血压患者不可或缺的营养素，所含的维生素 C 能降低胆固醇、稳定血压。

用量
每日 4 颗
为宜

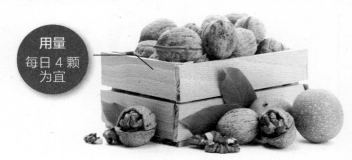

选 购 保 存

应选个大、外形圆整、干燥、壳薄、色泽白净、表面光洁、壳纹浅而少的核桃。带壳核桃风干后较易保存，核桃仁要用有盖的容器密封装好，放在阴凉、干燥处存放，避免潮湿。

食 用 建 议

核桃的营养价值较高，对于很多病症都有很好的食疗作用，肾亏腰痛、肺虚久咳、气喘、便秘、健忘怠倦、食欲不振、腰膝酸软、气管炎、神经系统发育不良、神经衰弱、高血压、心脑血管疾病的患者可经常食用核桃。但肺脓肿、慢性肠炎患者不宜食用核桃。

食疗
作用

核桃具有温补肺肾、定喘润肠的作用，是"滋补肝肾、强健筋骨"之要药，可用于辅助治疗由于肝肾亏虚引起的腰腿酸软、筋骨疼痛、牙齿松动、须发早白、虚劳咳嗽、小便频数，还可用于妇女月经不调和白带过多。

搭配宜忌

宜　核桃 + 鳝鱼　➡　降低血糖
　　核桃 + 黑芝麻　➡　补肝益肾

忌　核桃 + 鳖肉　➡　导致身体不适
　　核桃 + 茯苓　➡　削弱茯苓的药效

降压吃法一
核桃烧鲤鱼

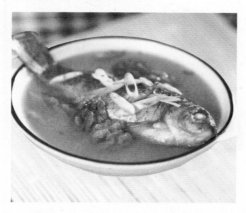

【材料】 鲤鱼 1 条（重约 500 克），核桃仁 350 克，姜片、葱段、酱油、盐、味精、食用油各适量

【做法】

1 将鲤鱼杀好洗净。起油锅，放入鲤鱼煎至金黄色时捞起。

2 将核桃仁用清水洗净，同样放入油锅内炸约 2 分钟。

3 另起一个锅注入清水，待水煮沸后放入鲤鱼和核桃仁小火慢炖，熟后加入姜片、葱段、酱油、盐、味精调味。

【调理功效】 核桃中所含的维生素 C 能够降低胆固醇、稳定血压；核桃还具有多种不饱和与单一非饱和脂肪酸，对人的心脏有益处。而鲤鱼中所含的不饱和脂肪酸，也能很好地降低胆固醇。故本品有助于预防动脉硬化和冠心病。

降压吃法二
大枣核桃乌鸡汤

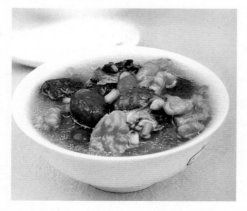

【材料】 乌鸡 250 克，大枣 8 颗，核桃仁 5 克，盐 3 克，姜片 5 克

【做法】

1 将乌鸡杀好洗净，斩块氽水。

2 大枣、核桃仁洗净备用。

3 净锅上火倒入水，调入盐、姜片，下入乌鸡、大枣、核桃仁煲至熟即可。

【调理功效】 本品有使血液保持疏通顺畅、降低胆固醇、稳定血压的作用，还能活血补虚、润肠通便，非常适合气血亏虚、失眠多梦的高血压患者食用。

板栗

【别名】毛栗、凤栗、板栗

【性味归经】性温，味甘、平；归脾、胃、肾经

【降压关键词】预防高血压、冠心病、动脉硬化

板栗含有丰富的不饱和脂肪酸、多种维生素和钙、磷、铁等多种矿物质，可有效地预防和辅助治疗高血压、冠心病、动脉硬化等心血管疾病。

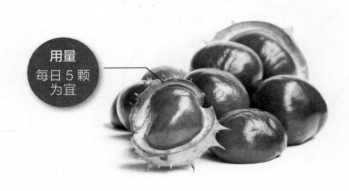

用量
每日5颗
为宜

选 购 保 存

选购板栗要先看颜色，外壳鲜红，带褐、紫、赭等色，颗粒光泽的板栗品质一般较好。可将板栗和水共入锅，待水烧开后停火捞出，凉水浸后剥去板栗壳，控干水分后装入塑料袋，放在冰箱里冷冻保存。

食 用 建 议

一般人皆可食用，尤其适合气管炎咳喘、肾虚、尿频、腰酸、腿脚无力患者食用。但便秘者、产妇、幼儿不宜常食板栗。板栗生吃难消化，熟食又容易滞气，一次吃得太多会伤脾胃，每天最多吃10颗。

食疗作用

板栗具有养胃健脾、补肾强腰之功效，还可预防高血压、冠心病、动脉硬化、骨质疏松等疾病，是抗衰老、延年益寿的滋补佳品。常吃板栗还可以有效辅助治疗日久难愈的小儿口舌生疮和成人口腔溃疡。

搭配宜忌

宜　板栗+大米 → 健脾补肾
板栗+鸡肉 → 补肾虚、益脾胃

忌　板栗+杏仁 → 引起腹胀
板栗+羊肉 → 不易消化

降压吃法一
板栗饭

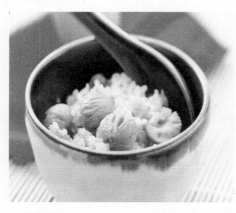

【材料】 去壳干板栗 20 克（约 6 颗），胚芽米 60 克，盐适量

【做法】

1　胚芽米洗净。

2　板栗洗净泡水，并剥去外层薄膜。

3　将板栗放入胚芽米中浸泡约 30 分钟，加入盐，再置入饭锅中煮熟即可。

【调理功效】 本品含有丰富的不饱和脂肪酸、多种维生素，以及钙、磷、铁等多种矿物质，可有效地预防和辅助治疗高血压、冠心病、动脉硬化等心血管疾病。

降压吃法二
板栗鸡翅煲

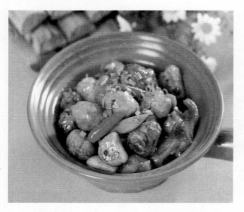

【材料】 板栗 250 克，鸡翅 500 克，蒜蓉 15 克，红椒、姜片、葱花、白糖、盐、味精、料酒、水淀粉、香油、食用油各适量

【做法】

1　板栗去壳洗净；鸡翅洗净，斩块，加少许盐和料酒拌匀，腌 10 分钟。

2　锅置火上，注油烧热，把腌好的鸡翅放入锅内稍炸后捞出沥油。

3　油爆蒜蓉、姜片、红椒，放入鸡翅，调入料酒、清水，加入板栗同煲至熟，加白糖、盐、味精调味，用水淀粉勾芡，撒上葱花，淋入香油即可。

【调理功效】 本品有降低人体胆固醇水平、保护心血管、改善心血管功能的作用。此外，本品也是健脾益气、补益虚损的佳肴。

大枣

【别名】红枣、姜枣

【性味归经】性温、味甘，归心、脾、肝经

【降压关键词】保护血管、降低血压

大枣中的黄酮类、芦丁含量较高，黄酮可保护血管、降低血压，芦丁可使血管软化，也有降血压的作用，所以大枣也是高血压患者的保健食品。

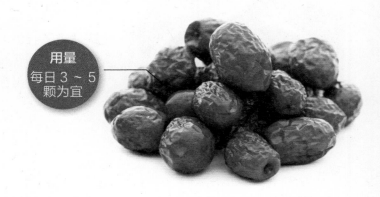

用量
每日3～5颗为宜

选 购 保 存

大枣以选购光滑、油润、肉厚、味甜、无霉蛀者为佳。大枣宜用木箱或麻袋装，置于干燥处保存，要注意防蛀、防霉、防鼠咬。

食 用 建 议

高血压患者、慢性肝病患者、过敏性紫癜患者、过敏性血管炎患者、气血不足者、贫血头晕者、化疗而致骨髓抑制不良反应者可经常食用大枣，但有湿热内盛、糖尿病以及痰湿偏盛、腹部胀满等病症的患者应少食或忌食大枣。

食疗作用

大枣具有益气补血、健脾和胃、祛风之功效，可辅助治疗过敏性紫癜、贫血、高血压和肝硬化患者的血清转氨酶增高以及预防输血反应等。大枣中含有抗疲劳作用的物质，能增强人的耐力。大枣还具有减轻毒性物质对肝脏损害的功能。

搭配宜忌

宜
大枣 + 黑木耳 ➡ 既补血又降压
大枣 + 白菜 ➡ 清热润燥

忌
大枣 + 黄瓜 ➡ 破坏维生素C
大枣 + 虾米 ➡ 引起身体不适

降压吃法一
酒酿大枣蛋

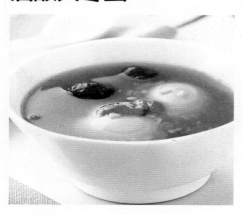

【材料】鸡蛋 60 克，甜酒酿 10 克，枸杞 5 克，大枣 4 克，红砂糖 10 克

【做法】

1　鸡蛋放入开水中煮熟，剥去外壳；大枣、枸杞洗净。

2　大枣、枸杞放入锅中，加入 2 碗水煮沸，转小火煮至剩约 1 碗水。

3　加入鸡蛋、甜酒酿、红砂糖，稍煮入味即可。

【调理功效】本品有保护血管、使血管软化、降低血压的作用，可以预防和辅助治疗高血压、动脉硬化等。大枣中黄酮类、芦丁含量较高，有降血压、软化血管的作用；甜酒可活血化瘀，促进血液循环，能预防动脉粥样硬化；枸杞也能平肝降压。

降压吃法二
大枣桃仁羹

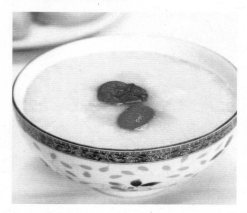

【材料】大枣 100 克，大米 200 克，桃仁 15 克，白糖 10 克

【做法】

1　将大米泡发洗净；大枣、桃仁洗净，备用。

2　将大米放进砂锅中，加水煮沸后转小火煮至浓稠，再加入大枣、桃仁同煮。

3　快煮好时再加入白糖，煲片刻即可。

【调理功效】本品中的大枣含有可保护血管的黄酮类，还含有能使血管软化、降低血压的芦丁；桃仁有增大动脉血流量、降低血管阻力的作用，可有效地预防和辅助治疗高血压、动脉硬化等。

花生

【别名】长生果、落花生

【性味归经】性平，味甘，归脾、肺经

【降压关键词】可预防高血压、动脉硬化和冠心病

花生中的不饱和脂肪酸有降低胆固醇的作用。花生还含有一种生物活性物质——白藜芦醇，可降低血小板聚集，预防和辅助治疗动脉粥样硬化、心脑血管疾病。

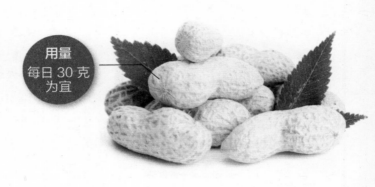

用量
每日 30 克
为宜

选 购 保 存

花生以果荚呈土黄色或白色、色泽分布均匀一致为宜，果仁以颗粒饱满、形态完整、大小均匀、肥厚而有光泽、无杂质的为好。花生应晒干后放在低温、干燥处保存。

食 用 建 议

一般人皆可食用花生，尤其适合有营养不良、脾胃失调、燥咳、反胃、脚气病、咳嗽痰喘、乳汁缺乏、高血压、咯血、血尿、鼻出血、牙龈出血等病症的患者食用。但有胆囊炎、慢性胃炎、慢性肠炎、脾虚便溏等病症的患者不宜食用。

食疗作用

花生可以促进人体的新陈代谢、增强记忆力，可益智、抗衰老、延长寿命。此外，花生还具有止血功效，其外皮含有可对抗纤维蛋白溶解的成分，可改善血小板的质量。而且花生对心脏病、高血压、脑出血、前列腺肥大等病症也有食疗作用。

搭配宜忌

宜
花生 + 红葡萄酒 ➡ 畅通血管
花生 + 醋 ➡ 增强食欲

忌
花生 + 螃蟹 ➡ 导致肠胃不适
花生 + 黄瓜 ➡ 导致腹泻

降压吃法一
糖饯大枣花生

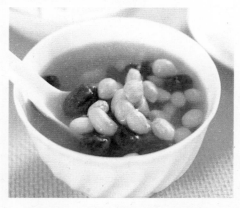

【材料】干大枣 50 克，花生米 100 克，红砂糖 50 克

【做法】

1 花生米用清水洗净后略煮一下放冷，去皮，与泡发的大枣一同放入煮花生米的水中。

2 再加适量冷水，用小火煮半小时左右。

3 加入红砂糖，待糖溶化后，收汁即可。

【调理功效】 本品有强化血管的作用，花生中所含的白藜芦醇能使血流顺畅，预防动脉硬化，从而有效地降低血压。

降压吃法二
花生粥

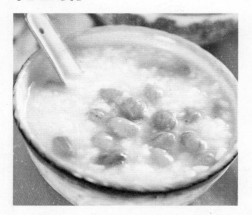

【材料】花生米 50 克，大米 100 克，白糖 5 克

【做法】

1 将花生米用清水洗净；大米洗净后放入清水中泡发。

2 锅洗净，置于火上，将花生米和大米用水混合同煮成粥。

3 待粥烂时，加入白糖，煮至入味即可。

【调理功效】 本品有改善血管功能、保持血流顺畅的作用，能预防心脏病、脑出血、糖尿病及前列腺肥大等症。

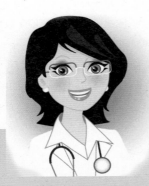

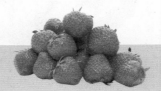

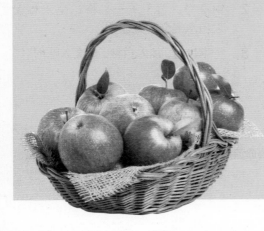

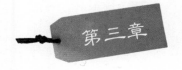

第三章

降压第三关
牢记高血压忌吃食物

高血压患者在日常饮食中应避免酗酒，少吃或不吃含盐量过高的食物，含胆固醇量高、容易引起肥胖的食物也应该不吃。本章列举了 48 种高血压患者应忌吃的食物，且均说明了其不能吃的特殊原因，希望高血压患者在日常饮食中尽量避免食用。

肥猪肉

小提示：
高脂血症等患者也不宜食用。体胖、舌苔厚腻者，冠心病、

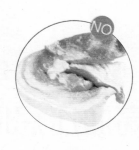

不宜吃的原因：

1. 肥猪肉中的脂肪含量很高，可达88.6%，所以其热量也很高，不利于体重的控制，容易诱发肥胖，不利于高血压病情。

2. 肥肉中含有大量的饱和脂肪酸，它可以与胆固醇结合沉淀于血管壁，诱发动脉硬化等心脑血管并发症。

猪蹄

小提示：
血脂较高者不宜多食。湿热痰滞内蕴者慎食，肥胖、

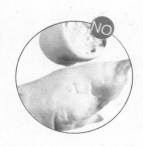

不宜吃的原因：

1. 猪蹄的热量较高，每100克猪蹄可产生260千卡的热量，猪蹄还含有较多的脂肪和胆固醇，高血压患者多食容易引起肥胖，甚至引发心脑血管并发症。

2. 猪蹄中含量丰富的胶原蛋白性质较稳定，不易被消化，胃肠功能较弱的高血压患者要慎食。

猪肝

小提示：
患者也不宜食用。肥胖症、冠心病及高脂血症

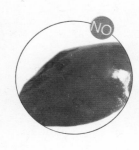

不宜吃的原因：

1. 猪肝的热量较高，多食不利于高血压患者体重的控制。

2. 猪肝中胆固醇含量较高，多食可导致胆固醇在动脉壁上沉积，使管腔狭窄，导致血压升高，甚至导致冠心病等。

3. 多食猪肝还会使体内储存较多的铁元素，从而加重机体损伤，加重高血压病情。

猪大肠

小提示：

凡脾虚便溏者亦忌食。感冒期间忌食；因其性寒，

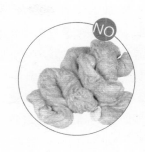

不宜吃的原因：

1.猪大肠的脂肪含量较高，高血压患者食用后容易导致脂肪堆积，引起肥胖，不利于体重的控制。

2.猪大肠中的胆固醇含量较高，过多摄入可使血管管腔狭窄，导致血压升高，不利于血压的控制。

3.猪大肠性寒，高血压患者的脾胃功能较弱，不宜过多食用。

猪肾

小提示：

响营养吸收。猪腰忌与茶树菇同食，会影

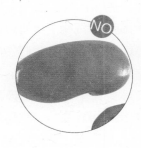

不宜吃的原因：

1.猪肾中的胆固醇含量较高，胆固醇在动脉壁的堆积会导致血管管腔狭窄，血流受阻使血压升高，增大心脏的负荷，还可能引发冠心病。

2.猪肾性寒，高血压患者多为中老年人，肠胃功能相对较弱，如进食过多，容易引起腹泻等症状。

猪脑

小提示：

头痛者均忌吃猪脑。冠心病、高血压所致的头晕

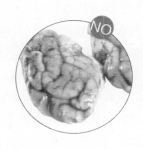

不宜吃的原因：

1.猪脑中的胆固醇含量极高，患有高胆固醇血症、冠心病以及高血压的人均不宜多吃，否则可能引起病情加重。

2.猪脑性寒，脾胃功能较弱的高血压患者如食用过多，容易引起腹泻等。

鸭肠

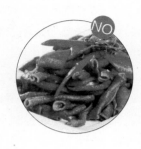

不宜吃的原因：

1.高血压患者宜选择低热量、低脂肪、低胆固醇的食物，而鸭肠的胆固醇含量较高，每100克中含胆固醇187毫克，因此高血压患者不宜食用。

2.鸭肠属于高嘌呤食物，并发有高尿酸血症的高血压患者食用后容易引起痛风发作。

咸鸭蛋

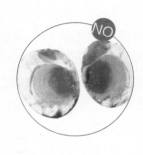

不宜吃的原因：

1.咸鸭蛋中的胆固醇含量极高，过多的胆固醇沉积于血管内皮，可形成脂斑，进而使动脉管腔狭窄，使血压升高，甚至引发冠心病。

2.咸鸭蛋中的钠含量极高，过量的钠的摄入可发生水、钠在体内的潴留，增加血容量，从而使血压升高，增加心脏负荷，甚至引发心脏病。

鸭蛋

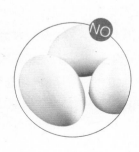

不宜吃的原因：

1.鸭蛋的热量较高，过量的热量摄入可在体内转化为脂肪堆积，不利于高血压患者体重的控制，而且还有可能引发高脂血症等并发症。

2.鸭蛋中胆固醇含量很高，如摄入过多容易引起高胆固醇血症，进而引发冠状动脉粥样硬化。

松花蛋

小提示：松花蛋能解乙醇毒性，可解酒后头痛脑涨、脸红等症状。

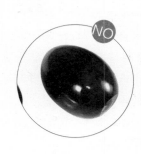

不宜吃的原因：

1.松花蛋的热量较高，高血压患者不宜多食，否则容易引起肥胖。

2.松花蛋中的胆固醇含量很高，低密度胆固醇在血管内皮的堆积可使管腔狭窄，使血压升高，甚至引发冠心病。

3.松花蛋在加工制作过程中加入了大量的盐进行腌渍，摄入过多松花蛋，容易使血压升高，加重高血压病情。

熏肉

小提示：凡湿热火亢者忌食；一般人也不宜多吃。

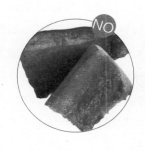

不宜吃的原因：

1.熏肉的脂肪含量很高，大量的脂肪摄入可能引发脑卒中、心血管疾病、动脉粥样硬化等并发症，肥胖的高血压患者尤其要注意。

2.熏肉在制作过程中加入了很多盐进行腌渍，大量摄入可引起血压升高，且熏肉在制作过程中可能产生致癌的亚硝酸盐，对高血压病情不利。

腊肠

小提示：痛风、肝硬化、肠梗阻病人不宜食用。

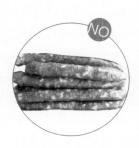

不宜吃的原因：

1. 腊肠中肥肉比例高达50%以上，热量极高，脂肪含量也很高，食用后不利于体重的控制，高血压患者尤其是并发有肥胖症者不宜吃。

2. 腊肠中的钠含量很高，高血压患者食用后，可发生水、钠在体内的潴留，从而使血容量增加，使血压升高，对高血压病情不利。

120

鲱鱼

小提示：痛风、肝硬化、肠梗阻病人不宜食用。

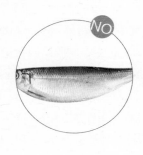

不宜吃的原因：

1.鲱鱼的热量较高，高血压患者不宜多食，否则容易引起肥胖。

2.鲱鱼富含油脂，非常适合腌制，所以市售的鲱鱼多经过腌制加工，在腌制过程中由于加入了盐、酱料等，使成品的含钠量很高，高血压患者食用后可使血压升高。

雪里蕻

小提示：雪里蕻不能与醋同食，否则会降低营养价值。

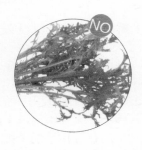

不宜吃的原因：

1.雪里蕻常常被腌制成咸菜，含盐量极高，腌制的雪里蕻中含钠量可达3.3%以上，高血压患者多食容易引起水肿、血压升高。

2.高血压患者多属肝阳上亢体质，而雪里蕻性温，高血压患者久食之，可积温成热，加重高血压病情。

咸菜

小提示：咸菜不能与草鱼、青鱼、甲鱼同食，易生成有毒物质。

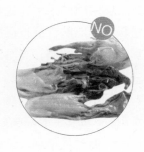

不宜吃的原因：

1.咸菜的原料可为芥菜、白菜或萝卜，用盐等调味料腌渍而成，以腌芥菜为例，其钠含量高达7.2%以上，高血压患者食用后，容易引起血压升高，不利于血管健康。

2.咸菜在腌渍过程中可能产生可致癌的亚硝酸盐，对高血压患者不利。

辣椒

小提示： 眼疾、胃肠炎、痔疮、阴虚火旺等病症的患者均不宜食。

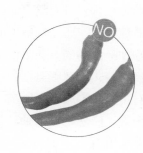

不宜吃的原因：

1. 辣椒味辛、性热，肝阳上亢、阴虚阳亢型高血压患者食用后会加重病情，故高血压患者应慎食。

2. 辣椒具有一定的刺激性，其含有的辣椒素可使心跳加快、血液循环量剧增，从而使血压升高，不利于高血压病情的控制。

荔枝

小提示： 出血病患者、女性妊娠及糖尿病患者均忌食荔枝。

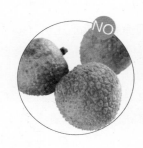

不宜吃的原因：

荔枝性温，有上火症状、阴虚火旺的人皆不宜吃。中医认为，高血压初期的患者多由于肝火过旺不降导致肝阳上亢，肝火旺盛属症结所在，对于此类病人的治疗多以清肝泻火、平肝潜阳为主，而多食荔枝可积温成热，可加重高血压患者头目胀痛、面红目赤、急躁易怒、失眠多梦等症状。

柚子

小提示： 气虚体弱、腹部寒冷、高脂血症患者忌吃柚子。

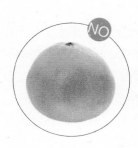

不宜吃的原因：

柚子中含有一种活性物质，对人体肠道的一种酶有抑制作用，从而干扰药物的正常代谢，令血液中的药物浓度升高。高血压患者需长期服用降压药，如同时食用柚子，则相当于服用了过量的降压药，可引起血压的大幅度波动，不利于高血压的病情，甚至还可诱发心绞痛、心肌梗死或脑卒中。

葡萄柚

小提示：
葡萄柚忌与黄瓜、南瓜同食，会破坏维生素C。

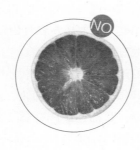

不宜吃的原因：

葡萄柚含有可影响高血压药物代谢的活性物质，通过抑制肠道里的酶从而增加降压药的血药浓度，使血压大幅度下降，不利于血压的控制。所以，对于需长期服用降压药的高血压患者来说，应忌吃葡萄柚，如要吃，应注意食用的量，同时要监测血压。

榴莲

小提示：
痔疮、肾病及心脏病患者及实热体质的人不宜食用。

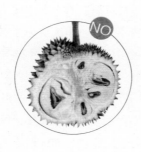

不宜吃的原因：

1. 榴莲属于高脂水果，含有大量的饱和脂肪酸，高血压患者多吃会使血液中的总胆固醇含量升高，导致血管栓塞、血压升高，甚至可导致冠心病、脑卒中。

2. 中国传统医学认为，榴莲性热而滞，高血压初期患者多为肝阳上亢，不宜过多食用，否则可引发和加重头目胀痛、口苦咽干、大便秘结等症状。

椰子

小提示：
支气管炎患者、体内热盛者、妇女生理期不宜食用椰子。

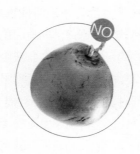

不宜吃的原因：

1. 椰子是热量非常高的水果之一，高血压患者若过多食用，多余的热量会在体内转化为脂肪堆积，容易导致肥胖，不利于体重的控制，同时也容易堵塞血管，升高血压。

2. 椰子性温，高血压初期患者大多数为肝阳上亢，不宜食用，否则可加重其头痛、口干、便秘等症状。

杨梅

小提示：阴虚者、血热者、糖尿病患者、溃疡病患者均忌食杨梅。

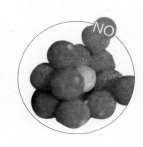

不宜吃的原因：

1.中医认为，高血压初期患者多为肝阳上亢，食用助热上火的食物会加重病情。而杨梅性温，多食可积温成热，故高血压患者应忌吃。

2.杨梅含有一定的脂肪，而且其他营养成分如维生素C、纤维素、胡萝卜素等在水果中都算低的，高血压患者多食无益。

樱桃

小提示：樱桃性热，热性病及虚热咳嗽者忌食。

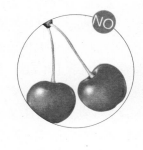

不宜吃的原因：

1.樱桃性温热，高血压患者、糖尿病患者、其他热性病患者及虚热咳嗽者均应忌食。

2.樱桃的含糖量很高，每100克樱桃中含糖类10.20克，高血压患者不宜过多食用，并发糖尿病的高血压患者应忌食。

苏打饼干

小提示：苏打饼干中可能含有潜在致癌物质——丙烯酰胺。

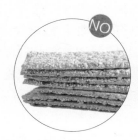

不宜吃的原因：

1.苏打饼干含有较高的钠，可升高血压、加重水肿，所以高血压患者、心衰和水肿的病人均不应食用。

2.苏打饼干中的含糖量和脂肪含量都很高，热量极高，高血压患者食用后不利于体重的控制。

薯片

小提示：薯片的口味靠盐等调制，食用后可使血压升高。

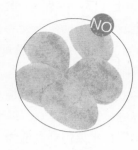

不宜吃的原因：

1. 薯片属于高热量的食物，食用后容易使人发胖，不利于高血压病情的控制。

2. 薯片的脂肪含量很高，高血压患者过多食用可使血液中的胆固醇与脂肪含量升高，从而升高脂血症。

3. 薯片中含有致癌物丙烯酰胺，过量食用可使丙烯酰胺大量堆积，加大了高血压患者患癌症的风险。

食盐

小提示：咳嗽消渴者、肾脏病患者以及心血管疾病患者均应少食。

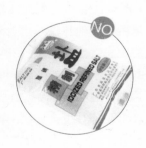

宜少吃的原因：

研究表明，食用过多食盐会引起高血压、心脏病、水肿等，所以高血压患者要控制盐的摄入量，而水肿患者应忌吃盐。世界卫生组织(WHO)2007年提出建议：每人每日食盐推荐最高摄入量为5克。高血压患者每日食盐摄入量不应超过3克，并发糖尿病的高血压患者不超过2克。

冬菜

小提示：由于冬菜含过多的盐，心脑血管病患者应忌食。

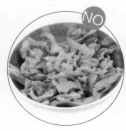
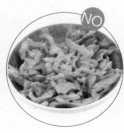

不宜吃的原因：

冬菜是一种半干态非发酵性的咸菜，含有多种维生素，有开胃健脑的作用。但是由于其在制作过程中使用了盐等调味料腌渍，所以在成品冬菜中含钠量极高，有部分甚至可高达7.2%以上，高血压患者如多食，可导致水、钠潴留，引起血容量增加、血压升高，严重影响高血压病情的控制。

巧克力

小提示：

巧克力滋腻难消化，脾胃功能低下者不宜食用。

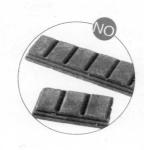

不宜吃的原因：

巧克力是高糖高热量的增肥食物。医学界将超重和肥胖确认为高血压发病的重要原因之一，而且肥胖和高血压一样，是引发心脑血管病的一个危险因素。所以，控制体重已经成为高血压患者降低血压的一个重要途径。因此，高血压患者不宜食用巧克力。

红椒

小提示：

红椒的热量较高，高血压患者多食不利于体重的控制。

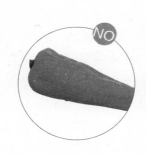

不宜吃的原因：

1.中医认为，高血压患者多肝火偏旺，或阴虚有火，内热素盛。而红椒辛热、性燥，辛走气，热助火，高血压患者食用后容易加重病情。

2.一次性进食大量辛辣刺激性的食物，可引起血压升高、心跳加快，甚至还可出现急性心梗等严重的后果。

花椒

小提示：

花椒可促进唾液分泌，增加食欲，不利于体重的控制。

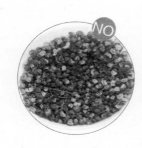

不宜吃的原因：

1.花椒中糖类含量和热量较高，高血压患者多食不利于体重的控制。

2.花椒的脂肪含量不低，高血压患者不宜多食。

3.花椒性热，味辛，高血压初期患者多属肝阳上亢体质，过多食用可加重病情。

芥末

小提示： 芥末作为调味品，一次使用量不宜过大。

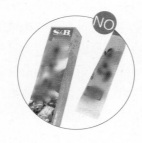

不宜吃的原因：

1. 芥末的热量和糖类含量很高，而且它还可以刺激胃液和唾液的分泌，增进食欲，让人不自觉地进食更多的食物，从而容易引发肥胖。

2. 芥末具有催泪性的强烈刺激性辣味，食用后可使人心跳加快、血压升高，高血压患者须谨慎。

酱油

小提示： 在服用优降宁、闷可乐等药物时，不可进食酱油。

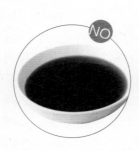

不宜吃的原因：

1. 酱油中既含有氯化钠，还含有谷氨酸钠、苯甲酸钠，是钠的密集来源。酱油中钠的含量高达 5.7% 以上，可引起血压升高、水肿等，高血压患者要慎食。

2. 酱油中含有来自于大豆的嘌呤，而且很多产品为增鲜还特意加了核苷酸，并发高尿酸血症的高血压患者不宜食用，否则可引发痛风。

八角茴香

小提示： 阴虚火旺的眼病患者和热盛者少食或不食。

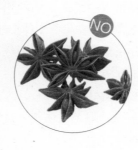

不宜吃的原因：

1. 八角茴香中的糖类含量和热量均很高，高血压患者摄入过多可在体内转化为脂肪堆积，引起肥胖，甚至引起动脉粥样硬化、脑卒中等并发症。

2. 八角茴香属于热性作料，肝阳上亢型高血压患者食用后容易出现头目胀痛、面红目赤、大便秘结等症状，不利于对高血压病情的控制。

咖喱粉

小提示：

胃炎、溃疡病患者少食，患病服药期间不宜食用。

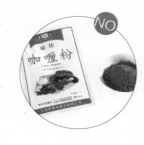

不宜吃的原因：

1. 咖喱的糖类含量较高，且能促进唾液和胃液的分泌，增加胃肠蠕动，增进食欲，高血压患者不宜选用。

2. 咖喱粉是具有辛辣刺激性的调料，食用后可使血压升高、心跳加快，不利于高血压病情的控制。

3. 高血压患者需长期服用降压药，在服药期间也不宜食用咖喱。

咖啡

小提示：

咖啡的提神效果显著，睡觉前不宜饮用。

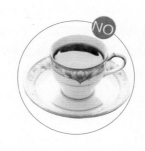

不宜吃的原因：

1. 咖啡的热量和糖类含量均较高，脂肪含量也不低，高血压患者多食不利于体重的控制。

2. 咖啡中含有咖啡因，一般而言，单是咖啡因就能使血压上升 0.67~1.99 千帕，尤其是在情绪紧张时，压力加上咖啡因的作用会让血压成倍地升高。

豆瓣酱

小提示：

豆瓣酱用来烹制食物虽然很美味，但肾病患者应少食。

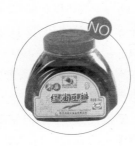

不宜吃的原因：

1. 豆瓣酱有促进肠蠕动、增进食欲的作用，不利于需控制体重的高血压患者食用。

2. 豆瓣酱中钠含量极高，每 100 克中含有钠约 6 克。大量钠的摄入可引起水、钠在体内的潴留，使血容量增加，血压升高，心脏负荷增大。

128

浓茶

小提示： 喝浓茶容易造成缺铁性贫血，所以贫血患者忌喝浓茶。

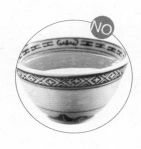

不宜吃的原因：

1. 浓茶中含有浓度较高的咖啡因，可使人心跳加快，从而升高血压，增加心脏和肾脏的负担，不利于高血压病情的控制。

2. 浓茶中含有大量的鞣酸，易和食物中的蛋白质结合生成不容易消化吸收的鞣酸蛋白，从而导致便秘发生。

白酒

小提示： 患有高血压、痛风、食管炎、溃疡等病症者忌饮。

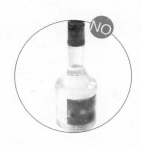

不宜吃的原因：

1. 白酒中的酒精成分会影响肝脏内的内源性胆固醇的合成，使血浆中的胆固醇及三酰甘油的浓度升高，容易造成动脉硬化。

2. 白酒引起的胆固醇和三酰甘油水平升高，还可以引起心肌脂肪的沉积，使心脏变大，从而引起高血压和冠心病。

胡椒

小提示： 肝火偏旺或阴虚体热等发热性疾病患者不宜食用。

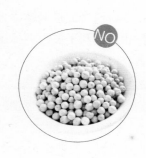

不宜吃的原因：

1. 胡椒中的热量和糖类的含量均较高，而且其有醒脾开胃的功效，可增进食欲，使人摄入过多的热量，不利于高血压患者尤其是并发肥胖症的高血压患者。

2. 胡椒性热，高血压初期患者多为肝阳上亢，食用后可出现头目胀痛、口苦咽干、大便秘结、小便黄赤等症状。

比萨饼

小提示：比萨饼中脂肪、胆固醇含量高，孕妇和老年人均不宜食用。

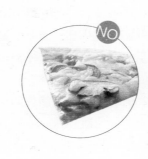

不宜吃的原因：

1. 比萨饼的原料中多有奶油、乳酪等，这些物质都含有大量的饱和脂肪酸和胆固醇，高血压患者长期食用可引发动脉硬化等并发症。

2. 比萨饼在制作过程中常常需要加入较多的盐和其它调味料，所以成品比萨中往往含有较多的钠，长期食用可引起血压升高、水肿。

方便面

小提示：食用方便面可以自行调味，舍弃其自带的调味料。

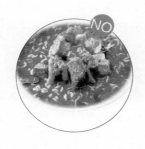

不宜吃的原因：

1. 方便面是一种高热量、高脂肪、高糖类的食物，高血压患者不宜食用。

2. 方便面在制作过程中大量使用棕榈油，其含有的饱和脂肪酸可加速动脉硬化的形成。

3. 方便面中含钠量极高，食用后可升高血压，高血压患者应忌食。

桂皮

小提示：受潮发霉的桂皮不可食用。烹调食物时其用量不宜太多。

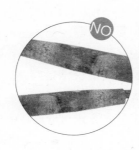

不宜吃的原因：

1. 桂皮中的热量和糖类含量均较高，高血压患者多食不利于体重的控制。

2. 高血压初期患者多为肝阳上亢，不宜食用热燥性食物，而桂皮辛、甘、大热，所以应忌吃。

3. 桂皮本身有小毒，如用量过大，可发生头晕、眼花、眼胀、眼涩、咳嗽、尿少、干渴、脉数大等毒性反应。

茴香

小提示：
糖尿病、更年期综合征等阴虚内热者均忌食茴香。

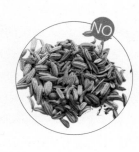

不宜吃的原因：

1. 茴香性温，而高血压初期患者多为肝阳上亢体质，多食可助热上火，加重高血压的病情，不利于高血压患者的病情恢复。

2. 茴香为辛辣刺激性的调味料，食用后可使心跳加快、血压升高，不利于高血压病情的控制。

冰激凌

小提示：
冰激凌含有反式脂肪酸，会使人增加患冠心病的风险。

不宜吃的原因：

1. 冰激凌中的热量、糖类含量和脂肪含量均较高，高血压患者多食不利于体重的控制。

2. 冰激凌等冷饮进入胃肠后会突然刺激胃，使血管收缩，血压升高，加重高血压的病情，并容易引发脑出血。

榨菜

小提示：
孕妇、呼吸道疾病者、糖尿病患者、慢性腹泻者均忌食。

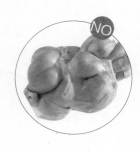

不宜吃的原因：

1. 榨菜有开胃消食、增进食欲的作用，但是对于需控制体重的高血压患者来说并不适合。

2. 榨菜中含钠量极高，每100克中的含钠量可高达4252.6毫克，高血压患者过多食用可使血压升高，加重心脏负担，甚至引发心力衰竭。

人参

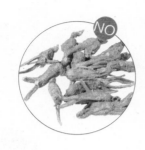

不宜吃的原因：

人参是很常用的中药，常用于体虚乏力者的滋补，而实证、热证者忌用。高血压初期患者多是由于肝火过旺不降导致肝阳上亢，肝火旺盛属症结所在，为实证、热证，故高血压患者不宜食用人参，否则可加重高血压患者血压升高、头痛等病情，不利于高血压患者病情的恢复。

甘草

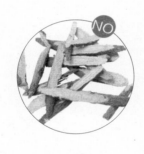

不宜吃的原因：

甘草主要含甘草甜素，可水解成甘草次酸，甘草次酸的化学结构和作用类似于肾上腺皮质激素，有减少尿量的排出、使机体的水和钠潴留情况加重、升高血压的作用，所以高血压患者须慎用。如需使用甘草制剂，在这期间需注意监测血压，如出现水肿、乏力、头晕等现象，应及时到医院诊治。

麻黄

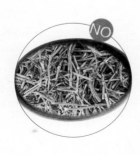

不宜吃的原因：

麻黄中含有麻黄碱，麻黄碱对心脏有强大的兴奋作用，它能够收缩血管，使心肌收缩力增强、心输出量增加，从而使血压升高，其作用缓慢而持久，可达数小时。如治疗量较大，麻黄碱可兴奋大脑皮质和皮质下中枢，使人出现精神兴奋、失眠、不安、震颤等症状，从而引起血压波动，不利于高血压病情的恢复。

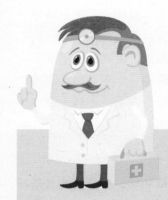

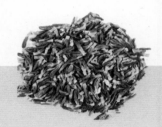

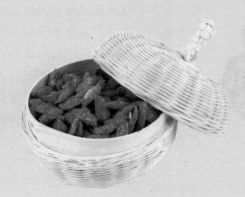

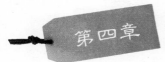

第四章

降压第四关
熟知高血压的中医食疗方

中医学将高血压称为风眩，归属于中医的头痛、脑卒中、眩晕等范畴，是由于饮食不当、情志失调、久病过劳、先天禀赋不足等导致阴阳失衡，脏腑气血失调，清窍失其濡养，就会产生头晕头痛、手足麻木、面红目赤、记忆力下降、项背强直等不良症状。其常见发病机制为肝阳上亢、痰湿中阻、肝肾阴虚、阴阳两虚、瘀血内停等。

中医治疗高血压的方法分为两种：治本有补益肝肾、阴阳二补；治标有平肝潜阳、去瘀化湿、活血化瘀、宁心安神等。

一般将高血压分为肝阳上亢型、阴虚阳亢型、肝肾阴虚型、阴阳两虚型、痰湿阻逆型、瘀血阻滞型，此外还有冲任失调、气阴两虚、心肾不交等证型。

中医对高血压的认识

中国的传统医学对高血压有着独特的认识，在疾病的治疗上，它从整体、根本出发，从疾病的症结出发，遵循辨证施治的原则。

1. 高血压的中医诊断方法

高血压属于一种沉默性疾病，高血压早期一般无特殊症状，患者不量血压就很难知道自己已患上高血压，当患者自觉身体不适，出现一系列症状时，可能都已患高血压十几年了。因此，定期检查血压是现代人必做的预防措施。除了量血压，中医还可通过"望、闻、问、切"的方法来诊断是否患有高血压。

"望"是中医最基础的诊断方法。首先看患者的面相，若是有两颊红润，眼睛泛红丝，额头青筋粗壮、暴露甚至跳动等症状，甚至在耳背后有两条小血管明显暴露（医学上称为静脉曲张）；然后要看舌象，高血压患者一般舌色偏红，少苔或舌苔黄腻。若有以上种种症状者，则很有可能是高血压患者。

"闻"包括闻气味、听声音两个方面。高血压患者一般是不会有什么特殊气味的。但是在声音方面，高血压患者或声音洪亮、声如洪钟，或气喘吁吁、气若游丝，若再加上患者又

符合望诊中的几项症状，患高血压的可能性就很高了。

"问"包括询问病人身体症状、家族史等。由于高血压遗传的概率较高，所以在询问患者时要问其父母及兄弟姐妹是否有高血压、心脏病、脑卒中等病史。如果家人有这些病史，就要特别注意自己的身体状况了。高血压初期并无什么明显的症状，但是到了中后期，身体才会慢慢出现不适的症状，如心悸、失眠、健忘、烦躁易怒、头部有闷重感如被布蒙住或有带铁盔的感觉，伴有头晕目眩等症状。通过问诊，中医对病情的轻重也越来越清晰了。

"切"即为"把脉"，是中医诊断中不可缺少的诊断方式。由于患者

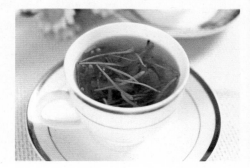

对不舒适症状的描述都出于自己的主观感受，可能对病情的描述不够清晰、精确，所以中医还要通过的脉象来做进一步的诊断。高血压患者的脉象较为复杂，但多以弦脉、沉脉为典型脉象，有些还夹杂着滑脉等脉象。弦脉是指按之如琴弦般紧绷，直而长的脉象；沉脉是指脉象较里，需重按才能感应到，轻按几乎摸不到的脉象。

2. 高血压的中医治疗方法

破解病因，辨证施治

中医是以阴阳五行为基础，通过"望闻问切"四诊方法来收集病人的资料，辨证分析后制定治疗原则和方法的。中医将患者的症状分为八大类型（八纲），即阴、阳、表、里、寒、热、虚、实，以此进一步分析并辨别疾病的病因、性质、部位、轻重、缓急，然后实施治疗方法。

"阴阳"是八纲的代表，用来区别疾病的类型和属性。一般地说，凡是运动的、外向的、上升的、温热的、明亮的都属于阳，而相对静止的、内守的、寒凉的、晦暗的都属于阴。

"表里"是用来判断疾病的部位与病情的轻重，如若外感暑热邪气而导致血压升高，暑热祛除了，血压就恢复正常了，此为表证。若造成高血压的原因是日积月累而形成的，则为里证。

"寒热"主要是用来辨别疾病的性质，显现疾病时是亢进还是衰退状态。比如高血压患者口干咽燥、怕热易出汗、喜冷饮、大便干燥秘结，这些表现属于热证；若表现为畏寒怕风、四肢冰凉、不欲饮水或喜热饮、大便溏稀，多属寒证。

"虚实"可用来判断人体正气的强弱。如贫血引起的高血压属于虚证，若是内热炽盛、屎燥便结而造成排便不畅引起的高血压乃属实证。

以疏导代替压制，从整体论治

中医治疗高血压的基本原则是以疏导代替压制，不会仅局限在高血压引起的严重并发症。中医认为通过药物迅速将血压降下来的治疗方法并不可行，这样治标不治本。

中医根据高血压的不同证型，采用"因势利导"的方法辨证施治并兼顾整体状况，顺着血压发展的趋势加以引导，通过长期治疗调养，从根本上有效控制血压，改善因高血压引起的全身不适症状。

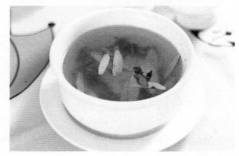

常用降压中药材本草解析

莲子心

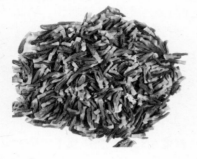

【性味归经】性寒，味苦；归心、肝、肺、肾经。

【降压作用】莲子心中含生物碱，能扩张外周血管，降低血压。

【功效主治】

除了有很好的降压作用之外，莲子心还具有清热泻火、止烦渴、涩肾精、凉血止血等功效，可治疗心衰、休克、阳痿、心烦、口渴、咯血、遗精、目赤、肿痛、便秘等病症。

【降压指南】

将一个雪梨（去核）与 2 克莲子心入锅，文火煎沸 20 分钟即可。本品可清热润肺、生津止渴、消暑除烦，适合糖尿病、高血压患者，肺热咳嗽者，心火旺盛所致的心烦失眠、烦躁易怒者食用。

【使用宜忌】

高血压、心烦发热、眩晕头痛的患者可经常食用莲子心。脾胃虚寒者忌服莲子心。

车前子

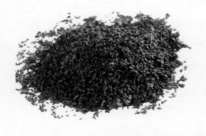

【性味归经】性寒，味甘；归肾、膀胱、肝、肺经。

【降压作用】车前子的乙醇提取物有类似胆碱作用，可降低血压。车前子油能使人体胆固醇含量迅速下降，可预防因高血压引起的心脑血管疾病。

【功效主治】

车前子除了有很好的降压作用外，还具有利水、清热、明目、祛痰的功效，可治疗小便不通、尿路感染、带下黄稠臭秽、尿血、尿道结石、水肿、暑湿泻痢、咳嗽多痰、湿热痹痛、目赤肿痛、结膜炎等症。

【降压指南】

将 20 克车前子煎出药汁，去渣，随后与 30 克芝麻、80 克粳米一同煮成粥，分两次食用。本品具有利水消肿、养肝明目、降压、通便的功效。

【使用宜忌】

高血压、水肿、尿路感染、痢疾、目赤肿痛者均可食用车前子。凡内伤劳倦、阳气下陷、肾虚精滑及内无湿热者宜慎用车前子。

决明子

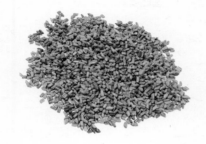

【性味归经】性凉，味甘、苦；归肝、肾、大肠经。
【降压作用】决明子的水浸出液、醇水浸出液、乙醇浸出液等皆有降压作用，降压效果较明显，且持续时间较长。决明子用来降压的剂量宜控制在5～10克。

【功效主治】

除了有很好的降压作用之外，决明子还具有清热明目、润肠通便、利水消肿的功效，可用于目赤涩痛、头痛眩晕、目暗不明、青光眼等症。另外，决明子的乙醇提取物对葡萄球菌和白喉杆菌及伤寒、副伤寒、大肠杆菌等均有抑制作用。

【降压指南】

将8克决明子与2克莲子心用沸水冲泡，当茶饮用，一日一杯，能清热泻火、降压通便，适合肝火旺盛、大便干燥的高血压患者饮用。

【使用宜忌】

肝火旺盛、目赤肿痛、大便干结、青光眼、高血压等病症的患者可经常服用决明子。脾虚、泄泻及低血压的患者忌用决明子。

夏枯草

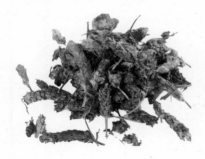

【性味归经】性寒，味苦、辛；归肝、胆经。
【降压作用】夏枯草的水浸出液、乙醇－水浸出液和30%乙醇浸出液及煎剂都有降低血压的作用。此外，夏枯草的茎、叶、穗及全草也均有降压作用。

【功效主治】

夏枯草还具有清肝明目、祛风散结的功效，常用于治疗瘰疬、乳痈、目赤痒痛、头目眩晕、口眼㖞斜、筋骨疼痛、肺结核、急性黄疸型传染性肝炎、血崩、带下等病症。

【降压指南】

将夏枯草、菊花（各10克）、大枣（3枚）洗净，加水煎15分钟。饭后或睡前温服，可清肝明目、降低血压、安神助眠，适合肝火旺盛的高血压患者食用。

【使用宜忌】

平时可以选择适量的夏枯草泡茶饮用，可以起到清热、除烦、明目、降压的作用，但脾胃虚弱者忌用夏枯草。

丹参

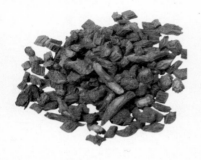

【性味归经】性微温，味苦；归心、肝经。

【降压作用】丹参具有明显的扩张外周血管及降压的作用，可清除血管自由基，改善心肌缺血以及抑制血脂上升，从而可有效预防动脉粥样硬化、冠心病、脑卒中等病症的发生。

【功效主治】

丹参还有活血祛瘀、安神宁心、排脓、止痛的功效，可治疗心绞痛、月经不调、痛经、闭经、血崩带下、瘀血腹痛、骨节疼痛、惊悸不眠、恶疮肿毒等病症。

【降压指南】

将 10 克丹参与 8 克三七煎汁，去渣饮用，可活血化瘀、凉血止血，可增加冠脉流量，有效防治高血压性心血管疾病。

【使用宜忌】

患有心绞痛、月经不调、痛经、闭经等病症者均可食用丹参。出血不停的人不宜服用，否则会加重出血。

玉米须

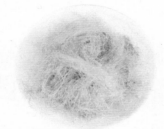

【性味归经】性平，味甘；归膀胱、肝、胆经。

【降压作用】玉米须是降血压的良药。玉米须静脉注射煎剂有显著的降压作用，在低浓度时对末梢血管有扩张作用，可预防高血压引起的动脉粥样硬化、脑出血等症。

【功效主治】

玉米须还具有利尿、清热、解毒、平肝、利胆的功效，可治疗肾炎水肿、黄疸型肝炎、胆囊炎、胆结石、吐血、鼻出血、乳痈。此外，玉米须还具有降低血糖的作用，可有效防治糖尿病。

【降压指南】

将 10 克玉米须加水煎汤代茶饮，一天可多次饮用，有良好的降血压作用，还能有效降低血糖，可用于防治糖尿病及高血压。

【使用宜忌】

玉米须适合慢性肾炎、糖尿病、肾病综合征等症症的患者。玉米须不做药物用时，切勿食入胃内，应熬汤时将渣滤出，喝汤即可。

杜仲

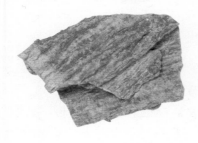

【性味归经】性温，味甘、微辛；归肝、肾经。

【降压作用】杜仲是预防高血压的良药，具有降血压、促进血液循环、增强肝脏细胞活性、恢复肝脏功能、促进新陈代谢、增强机体免疫力等作用，适合肾虚型高血压患者使用。

【功效主治】

除了有很好的降压作用之外，杜仲还具有补肝肾、强筋骨、安胎气等功效，可用于治疗腰脊酸痛、足膝痿弱、小便余沥、阴下湿痒、筋骨无力、妊娠漏血、胎动不安等病症。

【降压指南】

将 25 克炒杜仲、15 克桑寄生与 300 克老鸭肉炖汤食用，可补肝肾、强腰膝、降血压，适合肾虚型高血压患者食用。

【使用宜忌】

杜仲可治疗腰脊酸痛、足膝痿弱、小便余沥、筋骨无力、妊娠漏血、胎动不安、高血压等。但阴虚火旺者忌用杜仲。

地龙

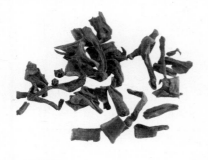

【性味归经】性寒，味咸；归肝、脾、膀胱经。

【降压作用】地龙有良好的降压作用。地龙与天麻配伍对肝阳上亢型高血压的疗效较好。

【功效主治】

地龙还具有清热、镇痉、利尿、解毒的功效，主治热病惊狂、小儿惊风、咳喘、头痛目赤、咽喉肿痛、小便不通、风湿性关节疼痛、半身不遂等症。

【降压指南】

将 30 克干地龙，黄芪、红花、赤芍（各 20 克），川芎、当归（各 15 克）入锅浓煎取汁，用 400 克玉米面、100 克小麦面混匀并以药汁调和成面团，分制为 20 个小饼，再将 15 克桃仁去皮，略炒均匀后排放在饼上，入蒸笼蒸熟即可。每日两次，每次食用 1～2 个，可益气活血、降压。

【使用宜忌】

患有高血压、脑卒中、癫痫、哮喘、风湿性关节炎等病症的患者宜经常服用地龙。脾虚便溏者忌用地龙。

桑枝

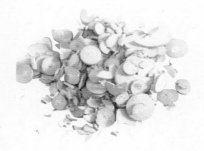

【使用宜忌】

桑枝治风湿痹痛，宜与防己、威灵仙、羌活、独活等药同用；治紫癜风时宜与益母草同用，熬膏调服。

【性味归经】性平，味苦；归肝、肺经。

【降压作用】桑枝具有良好的降压功效。治疗高血压时宜与桑叶、茺蔚子等药煎水服用，降压效果更佳。

【功效主治】

桑枝除了有很好的降压作用外，还具有清热祛湿、祛风通络、利关节、止痹痛、行水气的功效，用于风湿热痹、四肢关节疼痛、脚气、水肿、肌体风痒疼痛等病症，还可单独重用该药（以老桑枝为宜）治疗关节红肿热痛等属热痹的关节病变。

【降压指南】

将30克桑枝、50克绿豆、250克鸭肉一起清炖至肉烂，饮汤食肉，有清热通络、益气补虚、降血压等功效，适合体虚的高血压患者食用。

葛根

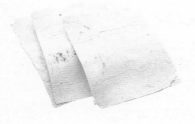

【使用宜忌】

葛根性凉，多食易引起呕吐，胃寒者应当慎用。葛根还有发汗的作用，所以夏日表虚汗多者不宜服用。

【性味归经】性凉，味甘、辛；归脾、胃经。

【降压作用】葛根中的黄酮能增加脑及冠状血管血流量，对高血压、动脉硬化病人能改善脑循环，具有降压作用。且其作用温和，适用于高血压引起的头痛、头晕、耳鸣、肢体麻木等症状。

【功效主治】

除了有很好的降压作用之外，葛根还具有升阳解肌、透疹止泻、除烦止渴的功效，常用于治疗伤寒、发热头痛、项强、口干咽燥、泄泻、痢疾、瘟疹不透、心绞痛、耳聋等病症。

【降压指南】

将葛根与山楂、猪肉一同炖汤食用，可滋阴生津、消食化积、降低血压，适合高血压、冠心病患者食用，同时还能增强患者免疫力。

黄芪

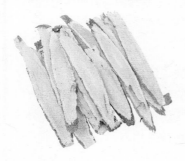

【性味归经】性微温，味甘、微苦；归脾、肺经。

【降压作用】黄芪可使血管阻力指数下降，能有效降血压。

【功效主治】

黄芪除了有很好的降压作用之外，亦为最佳补中益气之药，具有补气固表、利尿脱毒、排脓敛疮、生肌的功效。常用于慢性衰弱，尤其表现有中气虚弱的病人，也用于中气下陷所致的脱肛、子宫脱垂、内脏下垂、崩漏带下、表虚自汗及消渴（糖尿病）等病症。

【使用宜忌】

久服黄芪嫌太热时，宜酌加知母、玄参来清解。患有高血压、糖尿病、体虚自汗、带下过多等病症的患者可经常服用黄芪。

【降压指南】

将黄芪与大枣、玄参一同煎汁饮用，有良好的降低血压的效果，而且黄芪补气健脾，尤其适合气血虚弱的高血压患者。

枸杞

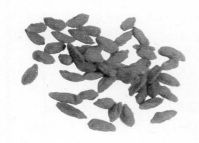

【性味归经】性平，味甘；归肝、肾经。

【降压作用】枸杞有降低血压、降低胆固醇和防止动脉粥样硬化形成的作用，并能保护肝脏，改善肝功能，适合肝阳上亢、肝肾阴虚、阴虚阳亢的高血压及心脑血管疾病的患者食用。

【功效主治】

枸杞具有滋肾、润肺、补肝、明目的功效，可用来治疗肝肾阴亏、腰膝酸软、头晕目眩、目昏多泪、虚劳咳嗽、消渴、遗精等症。枸杞还能提高人体的免疫力，延缓人体衰老，多用于老年性疾病和虚损性疾病。

【使用宜忌】

枸杞尤其适合眼睛干涩、肝肾阴亏、腰膝酸软、消渴、遗精、高血压、虚劳者食用。外邪实热、脾虚有湿及泄泻者忌服。

【降压指南】

枸杞常被人们与菊花配伍泡茶喝，可滋阴清热、清肝明目、降糖降压，对糖尿病和高血压患者大有益处。

牡丹皮

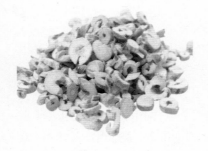

【性味归经】性凉，味辛、苦；归心、肝、肾经。

【降压作用】牡丹皮水煎剂有降血压的作用。此外，还有活血通经的作用，可有效防治高血压和动脉硬化，适合有肝郁积热症状者服用。

【功效主治】

牡丹皮具有清热凉血、活血消瘀的作用，临床上主要用于治疗肝郁火旺而致的发热、盗汗或自汗、头痛目涩、颊赤口干、月经不调等病症。此外，牡丹皮还有较强的抗菌作用。

【使用宜忌】

血热出血、盗汗自汗、月经量少、闭经、痈疡、跌打损伤等患者可食牡丹皮。血虚有寒者、孕妇及月经过多者需慎服牡丹皮。

【降压指南】

将80克大米、10克干山楂洗净备用。将20克牡丹皮洗净，加800毫升水熬汁，滤渣取汁，将大米、山楂放入锅中，加水适量，再倒入牡丹皮汁一起煮至米开花，撒上葱花即可。分两次食用。

三七

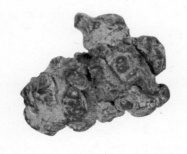

【性味归经】性温，味甘、微苦；归肝、胃经。

【降压作用】三七能明显扩张血管，降低冠脉阻力，增加冠脉流量，加强和改善冠脉微循环，增加营养性心肌血流量。同时，还能够降低动脉压，略减心率，使心脏工作量减少，从而明显减少心肌的耗氧量，可用于治疗心肌缺血、心绞痛及休克。

【功效主治】

除了有很好的降压作用之外，三七还具有止血、散瘀、消肿、镇痛的功效，主要用于治疗咯血、便血、跌打瘀血、外伤出血等病症。

【使用宜忌】

各种出血者以及高血压、糖尿病、造血功能异常、肿瘤等患者宜常服用三七。孕妇忌服三七，否则易导致流产。

【降压指南】

将3克三七粉用温开水送服，早晚一次，可治疗和控制血压，同时也可防治高血压并发症如冠心病、动脉硬化、脑卒中等。

酸枣仁

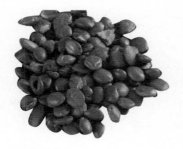

【性味归经】性平，味甘；归心、脾、肝、胆经。

【降压作用】酸枣仁可引起血压持续下降，有显著的降压作用，还可显著扩张微血管管径。酸枣仁液可使心率减慢，心收缩力加强，防治心肌炎和心肌缺血，有强心作用。

【功效主治】

除了有很好的降压作用之外，酸枣仁还具有养肝利胆、宁心安神、敛阴止汗的功效，可用来治疗虚烦不眠、惊悸怔忡、烦渴、虚汗等症。此外，酸枣仁还具有镇静、抑制躁狂的作用。

【使用宜忌】

虚热、精神恍惚或烦躁疲乏者宜生用；胆虚不宁兼有脾胃虚弱、消化不良、虚汗者宜炒用；有实邪郁火者要慎服。

【降压指南】

将200克猪肝、150克菠菜、10克酸枣仁加水煮熟食用，有健脑镇静、滋补心肝、降低血压的功效，适合失眠多梦的高血压患者食用。

鹿茸

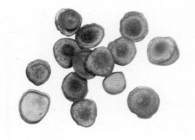

【性味归经】性温，味甘、咸；归肾、肝经。

【降压作用】鹿茸可刺激细胞核的RNA聚合酶的活性，这种机制可使血压降低。鹿茸可使心脏收缩振幅减小，心律减慢，外周血管扩张，可防治因高血压引起的冠心病、动脉粥样硬化、脑卒中等病症。

【功效主治】

鹿茸还有补肾壮阳、益精生血、强筋壮骨的功效，主治肾阳不足、精血亏虚所致的畏寒肢冷、阳痿早泄、宫冷不孕、尿频遗尿、腰膝酸软。

【使用宜忌】

肾阳虚型病症的患者宜服鹿茸，能明显改善症状。阴虚阳亢、血分有热、胃火炽盛、肺有痰热及外感热病者均应忌服鹿茸。

【降压指南】

将300克牛肉、2克鹿茸粉、5枚大枣一起煲至牛肉熟透后食用，有补肾壮阳、强身健体、补血降压的功效，适合阳痿、遗精、精冷不育以及高血压等患者食用。

防己

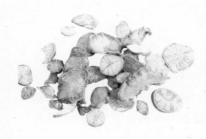

【性味归经】性寒，味苦；归膀胱、肺经。

【降压作用】防己对心肌有保护作用，能扩张冠状血管，增加冠脉流量，有显著降压作用，还能对抗心律失常。防己所含木兰花碱能显著降低血压，舒张压下降尤为明显。

【功效主治】

除了有很好的降压作用之外，防己还具有利水消肿、祛风止痛的作用，常用于水肿脚气、小便不利、湿疹疮毒、风湿痹痛等病症。

【使用宜忌】

风寒湿痹、四肢挛急、足胫肿痛、麻木及高血压患者宜常服用防己。但本品大苦大寒易伤胃气，阴虚体弱者应慎服。

【降压指南】

将 10 克防己与 100 克绿豆一起煮至绿豆开花熟烂，分两次食用，可清热祛湿、利尿通淋，还可降低血压、血脂。

川芎

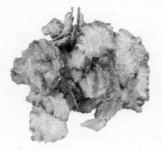

【性味归经】性温，味辛；归肝、胆、心包经。

【降压作用】川芎含有易挥发的油状生物碱、酚酸类化合物、川芎内脂，能扩张冠状动脉，降低心肌耗氧量，降低外周血管阻力，从而降低血压，预防血栓形成，可用于治疗脑血管疾病。

【功效主治】

川芎除了有降压作用外，还具有行气开郁、祛风燥湿、活血止痛的功效，为活血行气的止痛良药，可用来治疗风冷头痛眩晕、寒痹痉挛、难产、产后瘀阻腹痛、月经不调、闭经、痛经等病症。

【使用宜忌】

川芎用量宜小，分量过大易引起呕吐、眩晕等不适症状。阴虚火旺、月经过多、出血性疾病的人均不宜服用。

【降压指南】

将 10 克丹参、5 克川芎加水煎 15 分钟当茶饮用，一日一杯，可降低血压、血糖、血脂，预防心脑血管疾病。

菊花

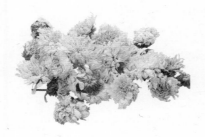

【性味归经】性微寒，味甘、苦；归肺、肝经。

【降压作用】菊花能增加血流量和营养性血流量，还有加强心肌收缩和增加耗氧量的作用，对高血压以及高血压引起的心肌梗死、冠脉粥样硬化或供血不足等并发症有较好的防治作用。

【功效主治】

除了有降压作用外，菊花还具有疏风、清热、明目、解毒的功效，常用于治疗风热感冒、头痛、眩晕、目赤、心胸烦热、疔疮、肿毒等病症。

【使用宜忌】

疏散风热宜用黄菊花，平肝、清肝、降压、明目宜用白菊花。气虚胃寒、食少泄泻的患者忌用菊花。

【降压指南】

将菊花配伍刺蒺藜、钩藤煎水饮用，可平肝潜阳、降压降糖，可用于治疗高血压引起的肝阳上亢之头痛眩晕等症。

山药

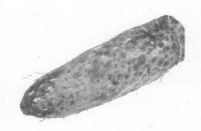

【性味归经】性平，味甘；归肺、脾、肾经。

【降压作用】山药所含的黏液质、水淀粉酶等营养成分有益气补脾、降压补肾的作用，适合气虚型的高血压患者食用。

【功效主治】

除了有很好的降压作用外，山药还具有补脾养胃、生津益肺、补肾涩精、止泻化痰的功效，可用于脾虚食少、久泻不止、肺虚喘咳、肾虚遗精、带下、尿频、虚热消渴等症。此外，山药还有降血糖、增强人体的免疫力、延缓衰老等作用。

【使用宜忌】

山药生用的滋阴作用较好，尤其适合脾虚、肺阴不足、肾阴不足者。患有感冒、发烧者不宜食用山药。

【降压指南】

山药可与太子参、天麻、鸭肉煲汤同食，可益气健脾、平肝降压，适合肝阳上亢引起的头晕目眩、头痛的高血压患者食用。

推荐降压中药花草茶饮

金银花绿茶

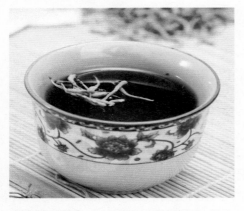

【药茶功效】本品具有清热解毒、增强免疫力、降压降糖的功效，可用于热毒疔疮、痤疮、高血压，还可预防流感等病。

【材料】金银花 5 克，绿茶 3 克

【做法】

1　将金银花、绿茶均洗净。

2　将金银花、绿茶放进茶壶中，倒入300 毫升开水。

3　浸泡 5 ～ 10 分钟后即可饮用。

TIPS: 高档绿茶通常指的是名优绿茶，原料细嫩或肥嫩，含芽率高，外观色泽嫩绿或翠绿。金银花绿茶饮品的香气以嫩香为主，兼有花香或清香，汤色嫩绿清澈，滋味鲜爽，回味有余甘。

金莲花清热茶

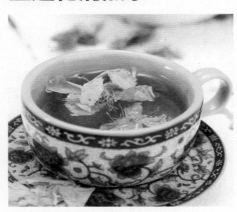

【药茶功效】本品能清热解毒、清肝降压，可用于肝火旺盛或肝阳上亢所引起的高血压以及结膜炎、扁桃体炎等症。

【材料】金莲花 5 克，冰糖适量

【做法】

1　将金莲花洗净备用。

2　将金莲花放入装有适量开水的杯中，冲泡 5 分钟。

3　加入适量冰糖调味即可。

TIPS: 不宜选购有霉点的金莲花。金莲花有一定的毒性，药用之前请先咨询医生。

菊花山楂茶

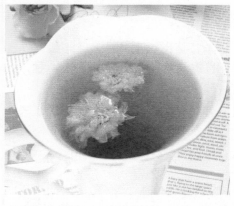

【材料】 菊花 10 克，生山楂 20 克，冰糖适量

【做法】

1　将菊花、生山楂洗净。

2　将菊花、生山楂放入砂锅内，水煎 10 分钟。

3　滤出茶水，调入冰糖拌匀即可。

TIPS: 泡茶时，山楂不要过量，否则会冲淡茶的花香。此外，冰糖在临床上还可用来补充体液、供给能量、补充血糖、强心利尿等，常用于各种急性中毒，以促进毒物排泄，还可用于低血糖、营养不良、心力衰竭、脑水肿、肺水肿等病症的辅助治疗。

【药茶功效】 本品能清肝明目、开胃消食、降压降脂，对高血压、高脂血症、食少腹胀、目赤肿痛等疾症有食疗作用。

菊花蜜茶

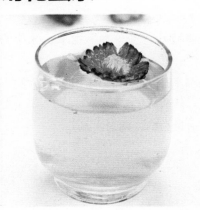

【材料】 七彩菊 3 克，蜂蜜适量

【做法】

1　将干燥的七彩菊洗干净。

2　将七彩菊放入开水中浸泡约 5 分钟。

3　加入蜂蜜调匀即可饮用。

TIPS: 此药茶加蜂蜜时茶的温度不能过高，否则会破坏蜂蜜本身的营养成分。

【药茶功效】 本品能清肝明目、降压降脂，可用于治疗肝火旺盛所致的高血压、目赤肿痛、肺热咳嗽、便秘等症。

洋甘菊红花茶

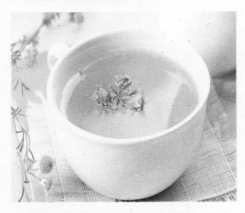

【药茶功效】本品可行气活血、疏肝泻火、增强免疫、降压美容，用于辅助治疗高血压、冠心病、烦躁易怒等症。

【材料】新鲜洋甘菊10朵，干燥红花1小撮，干燥菩提1小匙，干燥紫罗兰1小匙

【做法】

1　洋甘菊用热水冲一遍；干燥红花、菩提及紫罗兰用热水浸泡30秒，再冲净。

2　将洋甘菊、红花、菩提、紫罗兰放入壶中，注入500～600毫升热开水。

3　浸泡约3分钟后即可饮用。

TIPS：紫罗兰花神秘而优雅，颜色鲜艳，花瓣薄，多褶且透光，所以即使用冷开水冲泡，精华一样可以释放出来。

薄荷甘草茶

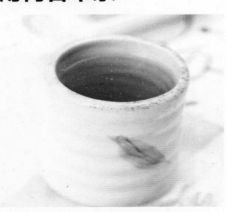

【药茶功效】本品能清热解毒、利咽消肿、降脂降压，对咽喉肿痛、高脂血症、高血压等病症有辅助治疗的功效。

【材料】鲜薄荷叶10片，太子参5克，甘草、绿茶各3克，白糖适量

【做法】

1　将薄荷叶、太子参、甘草、绿茶均洗净，放入杯中。

2　用沸水冲泡，加盖闷10分钟，然后滤去其渣。

3　加适量白糖，调匀饮服。

TIPS：选购甘草时以外皮细紧、色红棕、质坚实、断面黄白色、粉性足、味甜者为佳。

薄荷茶

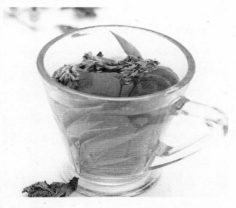

【药茶功效】本品能解毒利咽、疏风散热、降压降脂，可用于治疗发热、咽喉肿痛以及高血压、高脂血症等病症。

【材料】薄荷3克，茶叶10克，冰糖适量

【做法】

1　将薄荷、茶叶均洗净后放入杯内。

2　以热开水冲泡，加盖闷数分钟。

3　再将冰糖放入调匀即可。

TIPS: 选购薄荷时以身干、无根、叶多、色绿、气味浓者为佳，置于阴凉干燥处，密闭保存，温度在28℃以下。薄荷在西方国家被广泛应用于精油制作中，是常用的提神醒脑的香草。

薄荷甘菊茶

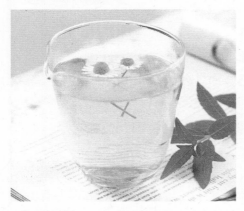

【药茶功效】本品能解毒利咽、活血散瘀，对肝火旺盛并伴有血瘀的高血压、冠心病等症有辅助治疗作用。

【材料】新鲜薄荷叶8片，新鲜洋甘菊5朵，新鲜柠檬马鞭草2枝

【做法】

1　将新鲜薄荷叶、洋甘菊、柠檬马鞭草均洗净，用热开水冲一遍，再放入壶中，冲入500毫升热开水。

2　浸泡约3分钟后即可饮用。

TIPS: 饭后和睡前可常喝柠檬马鞭草茶，因为它具有促进消化、减轻反胃及肠胃胀气、镇静松弛神经的作用。但孕妇不宜服用，否则易导致胎儿流产。

莲花心金盏茶

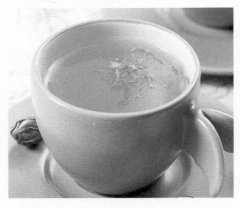

【药茶功效】本品具有清热泻火、解毒利咽、疏肝解郁、降压降脂、美容养颜的功效。

【材料】新鲜薄荷2枝，莲花心1朵，金盏花、紫罗兰各1小匙，粉红玫瑰花3朵

【做法】

1 将新鲜薄荷洗净，用热开水冲一遍；将莲花心、金盏花、紫罗兰、粉红玫瑰花先用热开水浸泡30秒再沥干。

2 将所有材料放入壶中，冲入500毫升热开水。

3 浸泡约3分钟后即可饮用。

TIPS: 金盏花茶是以一大匙干燥金盏花瓣冲泡而成的，感冒时饮用金盏花茶，有助于退烧，而且清凉降火气。

莲子茶

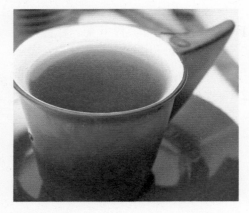

【药茶功效】本品可防治心火旺所致的口舌生疮、高血压、心烦失眠、遗精滑泄等症。

【材料】莲子10克，茶叶2克，白糖适量

【做法】

1 将莲子洗净，加水煮烂，关火。

2 倒入杯中，加入茶叶后加盖闷几分钟。

3 加白糖搅拌均匀后即可饮用。

TIPS: 选购莲子应以黄白色、肥厚、颗粒大且饱满者为佳，干品置干燥处保存，防潮、防蛀。莲子中所含的棉籽糖，是老少皆宜的滋补品，对于久病、产后或老年体虚者，更是常用的营养佳品。

芦荟红茶

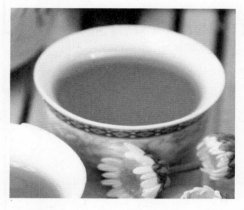

【材料】芦荟1段，红茶5克，菊花少许，蜂蜜适量

【做法】

1　芦荟去皮取内层白肉；菊花洗净。

2　将芦荟和菊花放入水中用小火慢煮。

3　水沸后加入红茶和蜂蜜即可。

TIPS: 高档红茶的茶芽含量高，条形细紧或肥壮紧实，色泽乌黑有油光，茶条上金色毫毛较多，用其冲泡好的汤头香气甜香浓郁，滋味甜醇鲜爽，汤色红艳，碗壁与茶汤接触处有一圈金黄色的光圈，俗称"金圈"。

【药茶功效】本品可清热解毒、润肤杀虫、降糖降压，可用于防治高血压、糖尿病、目赤肿痛、皮肤干燥粗糙等症。

芦荟清心美颜茶

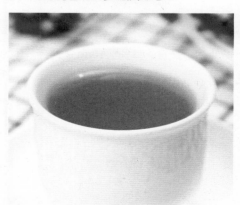

【材料】芦荟100克，荷叶5克，蜂蜜少许

【做法】

1　芦荟去皮取内层白肉；荷叶洗净。

2　在锅内放入荷叶和芦荟肉，加100毫升水煮沸后倒入杯中。

3　加蜂蜜调味即可。

TIPS: 首次食用芦荟时应当先做皮试，如果没有异常现象，方能食用。因为有些人的体质对芦荟有过敏现象，如出现红肿、刺痛、腹痛等，严重者腹部还会有灼热感。

【药茶功效】本品对痔疮、癣疥、目赤肿痛、高血压、高血糖、冠心病等症有辅助治疗作用。

绿豆菊花茶

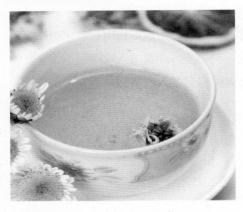

【药茶功效】本品有清热泻火、排毒瘦身、降压利尿、美白养颜等功效，可用于痤疮、目赤肿痛、小便涩痛黄赤等症。

【材料】绿豆沙 30 克，菊花 10 克、柠檬汁 10 毫升，蜂蜜少许

【做法】

1　将菊花用清水洗净，放入净锅中，加水煮沸。

2　将柠檬汁和绿豆沙一起注入煮好的菊花水中搅拌。

3　放入少许蜂蜜拌匀即可饮用。

TIPS: 本药茶选用的材料方便购买，功效佳。菊花具有清热散风、平肝明目的功效，绿豆沙具有清热解暑、利尿除湿的功效，柠檬汁具有增强免疫、延缓衰老、防治心脑血管疾病的功效。

草本瘦身茶

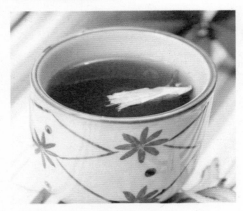

【药茶功效】本品对食后腹胀、烦躁易怒、目赤肿痛、咽喉肿痛、便秘、高血压、肥胖等症有食疗作用。

【材料】玫瑰花、决明子、山楂、陈皮、甘草、薄荷叶各适量，白糖适量

【做法】

1　将玫瑰花、决明子、山楂、陈皮、甘草、薄荷叶洗净，加水煮 10 余分钟，滤渣。

2　加适量白糖拌匀即可。

TIPS: 气虚、阴虚燥咳者及咯血症患者需慎服此茶。陈皮也常被单独用来泡茶，但不宜长时间饮用，以免损伤元气。

番石榴蕊叶茶

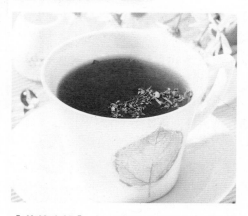

【材料】 番石榴的嫩叶 10 克

【做法】

1　将番石榴的嫩叶晒干，取约 3 克。

2　洗净后，放入保温杯中用 600 毫升沸水冲泡。

3　泡约 20 分钟后，滤渣即可饮用。

TIPS: 番石榴的嫩叶具有收敛止泻的作用，儿童及有便秘习惯或有内热的人不宜饮用此茶。肝火旺盛的人应慎防便秘，因此，宜少饮此茶。

【药茶功效】 本品具有涩肠止泻、降糖降压、瘦身减肥的功效。

番石榴消食茶

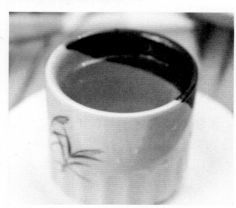

【材料】 番石榴的嫩叶 4 片，绿茶 2 克，冰糖适量

【做法】

1　将番石榴的嫩叶、绿茶分别用清水洗净，备用。

2　取水和番石榴的嫩叶同煮，水开后转用小火续熬 8 分钟，去渣，取汁备用。

3　绿茶放进杯内，加入适量的沸水冲泡，将冲泡好的绿茶水与步骤 2 中所制得的药汁调匀即可。

TIPS: 绿茶的存放忌潮湿、忌高温、忌阳光，可装入密度高、厚实、无异味的食品包装袋内，然后置于冰箱中，以保持绿茶的品质。

【药茶功效】 本品适合患有胃肠胀气、腹泻、高血压、高脂血症的患者饮用。

甘草茶

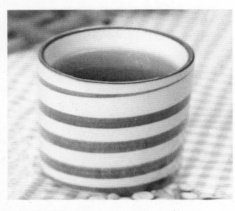

【药茶功效】本品能辅助治疗高血压，还有防癌抗癌、降低血脂与抗动脉粥样硬化的作用。

【材料】甘草 10 克，茶叶 5 克

【做法】

1 将甘草与茶叶分别用清水冲洗干净，备用。

2 将洗净的甘草与茶叶一起放入洗净的锅中，注入适量的清水，以中火煮沸，续煮 10 分钟左右。

3 滤去渣即可饮用。

TIPS: 高血压患者可以适量喝茶，因为茶叶中含茶碱、咖啡因，它对心血管疾病有一定的兴奋作用。茶叶中所含的烟酸能维持血管的正常通透性，有保护血管的作用。

桂花普洱茶

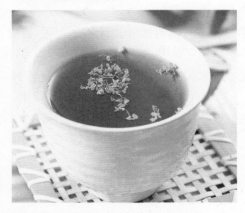

【药茶功效】本品具有提神健脑、降压降脂、美容养颜的功效，可用于高血压、高脂血症、神疲困倦等症。

【材料】干燥桂花 2 小匙，普洱茶叶 1 小匙

【做法】

1 将干燥桂花及普洱茶叶先用热开水浸泡 30 秒，冲净。

2 将冲净的桂花和普洱茶叶放入壶中，冲入 500 毫升热开水。

3 浸泡约 3 分钟后即可饮用。

TIPS: 茶叶的浸泡时间不宜过长，否则泡出的茶会很涩。

桂花减压茶

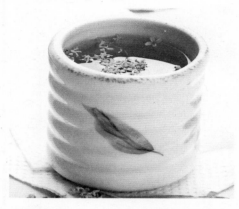

【药茶功效】 本品具有疏肝解郁、降低血压、健胃消食的功效，可用于心情烦闷、高血压、食后腹胀等症。

【材料】 桂花 10 克，甘草少许，蜂蜜适量

【做法】

1 将桂花和甘草分别用清水洗净后放入杯中。

2 冲入热开水加盖闷数分钟。

3 调入蜂蜜拌匀即可饮用。

TIPS: 桂花的香气对于情绪的调节有很大的作用，所以，在浸泡桂花的时候，可尽量将浸泡的时间放长一点儿，这样可使桂花香气更入味。

荷叶甘草茶

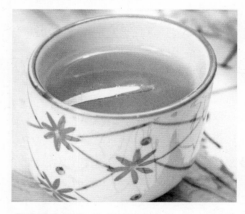

【药茶功效】 本品可辅助治疗心烦失眠、暑热口干舌燥、高血压、高脂血症、肥胖症等。

【材料】 鲜荷叶 50 克，甘草 5 克，白糖少许

【做法】

1 将鲜荷叶、甘草分别用清水洗净，切碎备用。

2 将二者放入水中煮 10 余分钟，滤去渣。

3 加白糖拌匀即可饮用。

TIPS: 荷叶具有明显的降血脂、抗病毒功效，被肥胖问题困扰的女性，以及因到中年而考虑到预防成人病的人们，不妨多饮用该药茶，以帮助强身健身。

天花粉枸杞茶

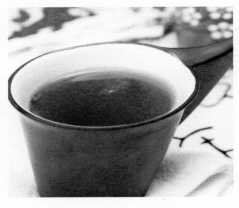

【药茶功效】 本品适用于肺燥干咳、咯血、暑热烦渴、高血压、糖尿病等症。

【材料】 枸杞 10 克，怀山 9 克、天花粉 9 克

【做法】

1 枸杞洗净；怀山研碎。

2 所有材料一块放入陶瓷器皿中，加水用小火煮 10 分钟左右。

3 待茶稍凉后即可饮用。

TIPS: 天花粉与天冬、麦冬相比较，三者虽都可清肺润燥，但由胃热而引起的肺热，用天花粉较好；因心热而引起的肺火，用麦冬较好；因肾阴虚而引起的肺燥，用天冬较好。

白菊花枸杞茶

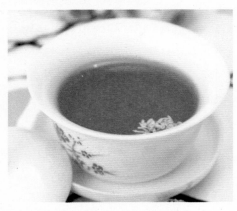

【药茶功效】 本品可用于眼睛干涩肿痛、高血压、高脂血症等症。

【材料】 枸杞 10 克，白菊花 5 克，蜂蜜适量

【做法】

1 将白菊花、枸杞分别用清水冲洗干净，备用。

2 锅洗净，置于火上，将白菊花和枸杞一起放入锅中，注入适量的清水，以旺火烧沸，5 分钟后取茶液一次，再加水煎一次，取汁。

3 将两次煎制的茶液合并搅匀，放置一会儿，待稍冷却（最好待冷却至 35℃以下）后加蜂蜜搅匀即可饮用。

玉竹西洋参茶

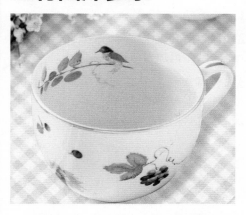

【材料】 玉竹 20 克，西洋参 3 片，蜂蜜适量

【做法】

1 先将玉竹和西洋参洗净。

2 用600毫升沸水冲泡30分钟，滤去渣。

3 待温凉后加入蜂蜜，拌匀即可。

TIPS: 选购玉竹时应以条长、肉肥、黄白色、光泽柔润者为佳。玉竹可分为生用和制用两种，制玉竹是净玉竹经蒸焖至软，取出晒至半干、切片、干燥后制成的。

【药茶功效】 本品可用于肺阴虚所致的咳嗽、肝肾阴虚所致的消渴、津亏肠燥型便秘以及高血压等症。

马蹄茅根茶

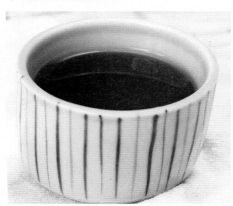

【材料】 鲜马蹄、鲜茅根各 100 克，白糖少许

【做法】

1 鲜马蹄、鲜茅根洗净切碎。

2 将鲜马蹄、鲜茅根放入沸水中煮20分钟左右，去渣。

3 加白糖拌匀即可饮用。

TIPS: 选购茅根时应以粗肥、色白、无须根、味甜者为佳，并置于通风干燥处保存。脾胃虚寒者不宜服用此茶。

【药茶功效】 本品可辅助治疗小便不利、赤涩疼痛、水肿、血热出血、高血压、高脂血症等症。

柴胡瘦身茶

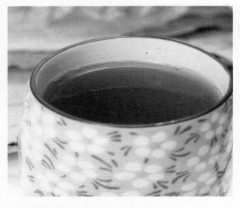

【药茶功效】 本品具有疏散风热、排毒瘦身、降压降脂、疏肝解郁等功效。

【材料】 柴胡、绿茶各 6 克，蜂蜜适量

【做法】

1　将柴胡、绿茶放入砂锅，加水。

2　砂锅置旺火上烧沸，5 分钟后取茶液一次，再加水煎一次，取汁。

3　将两次煎制的茶液合并，待冷却后加蜂蜜搅匀即可。

TIPS: 凡阴虚所致的咳嗽、潮热不宜用柴胡；对于肝火上逆（如高血压）所致的头胀、耳鸣、眩晕，柴胡用量不宜过大；肺结核病人一般慎用柴胡，但当兼有外感表证，需和解表里时，则可用。

陈皮姜茶

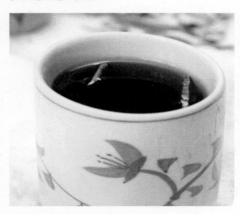

【药茶功效】 本品具有开胃消食、行气化痰、温中止呕、降低血压等功效。

【材料】 陈皮 6 克，生姜 2 片，甘草 3 克

【做法】

1　将陈皮、生姜、甘草分别用清水洗净，放进杯内。

2　用开水冲泡闷盖 10 分钟。

3　去渣即可饮用。

TIPS: 陈皮气味芳香，在日常生活中，也常被用来作为泡茶的材料，但不宜长时间饮用大量的陈皮茶饮，以免损伤元气。

蜂蜜绿茶

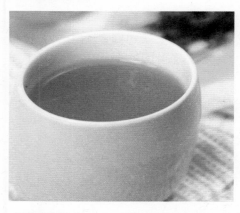

【材料】绿茶 5 克，蜂蜜适量

【做法】

1　将绿茶用清水冲洗干净，放进洗净的杯子中备用。

2　往杯子中注入适量的沸水冲泡，加盖闷 5 分钟。

3　待水稍凉至 35℃左右，加入蜂蜜调匀即可饮用。

TIPS: 绿茶属于不发酵茶，茶叶中的大部分营养成分被保留下来，其保存期限也较短，买回来后应尽快使用，以品尝其清新的风味。不喝时要冷藏保存，防止其氧化、变质而影响保健养生的功效。

【药茶功效】本品具有清热润肠、提神健脑、降压降脂的功效，可用于便秘、神疲困倦、高血压、高脂血症等症。

茯苓清菊消肿茶

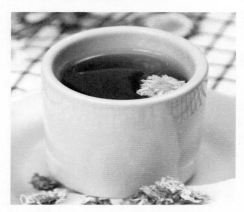

【材料】菊花 5 克，茯苓 7 克，绿茶 2 克

【做法】

1　将茯苓磨粉备用；菊花、绿茶分别用清水洗净备用。

2　茯苓粉、菊花、绿茶一起放入杯中，加入 300 毫升开水冲泡，盖上盖闷 5 分钟。

3　稍凉后即可饮用。

TIPS: 选购茯苓时以体重坚实、外皮呈褐色而略带光泽、皱纹深、断面白色细腻者为佳，置于通风干燥处保存，防潮。

【药茶功效】本品可用于湿热泄泻、水肿、高血压、肥胖症等。

大枣党参茶

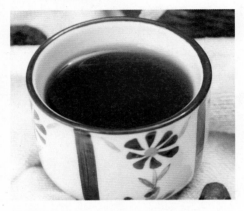

【材料】 大枣5枚，党参10克，茶叶3克

【做法】

1 将党参、大枣、茶叶均洗净。

2 先将党参、大枣同煮15分钟，然后再放入茶叶即可关火。

TIPS: 各种党参中以野生台参为最优。西党以根条肥大、粗实、皮紧、横纹多、味甜者为佳；东党以根条肥大、外皮黄色、皮紧肉实、皱纹多者为佳；潞党以独支不分叉、色白、肥壮粗长者为佳。

【药茶功效】 本品具有益气养血、健脾补肺、增强免疫力的功效，可用于气血亏虚所致的高血压、糖尿病、虚喘咳嗽等症。

黄芪普洱茶

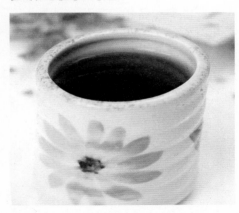

【材料】 黄芪6克，普洱茶3克

【做法】

1 先将黄芪、普洱茶分别用清水冲洗干净，备用。

2 锅洗净置于火上，将洗净的黄芪放入锅中，加入适量清水煮约15分钟。

3 最后放入普洱茶一起煮，约5分钟后关火，取汁饮用。

TIPS: 购买普洱茶时可通过其外形判断质量。普洱茶分为散茶和紧压茶。好的散茶外形色泽褐红、条索肥嫩且紧结；紧压茶外观均匀端正、棱角整齐、松紧适度、厚薄一致且无霉斑。

【药茶功效】 本品具有健脾益气、降低血压的功效，可用于脾胃气虚型少气懒言、食欲不振、内脏下垂以及高血压等病症。

黄芪红茶

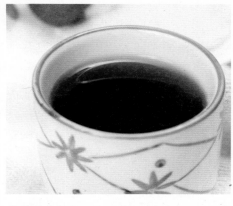

【药茶功效】本品能健脾益气、开胃消食、降压降脂，可用于食欲不振，也是高血压、高脂血症患者很好的冬日饮品。

【材料】黄芪 15 克，红茶 3 克

【做法】

1 黄芪、红茶分别用清水冲洗干净，备用。

2 先将黄芪放入锅中，加入适量清水煮约 15 分钟。

3 再放入红茶后一起煮约 5 分钟，稍凉后即可饮用。

TIPS：优质红茶的条索相对紧结，以重实者为佳。购买时可用手触摸茶叶，以了解红茶干茶的干燥程度。随手拈取一根茶条，干茶通常有刺手感，易折断，用手指揉搓即成粉末。若茶叶受潮则没有这个特征。

杭菊龙井茶

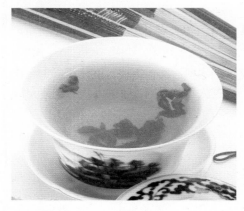

【药茶功效】本品具有清肝泻火、降低血压的功效，可用于肝火旺盛所致的目赤肿痛、迎风流泪以及高血压等症。

【材料】杭菊花 5 克，龙井茶叶、松萝各 3 克

【做法】

1 将松萝洗净切碎；杭菊花、龙井茶叶均洗净。

2 将杭菊花、龙井茶叶、松萝一同放入陶瓷茶杯中。

3 用适量适温的水冲泡 15 分钟即可。

TIPS：日常泡龙井茶时，可先将温度为 85～90℃的水倒入洗净的茶杯里，然后投入龙井茶叶，稍后便可观赏到茶叶在水中缓慢舒展、游动的姿态。

决明子苦丁茶

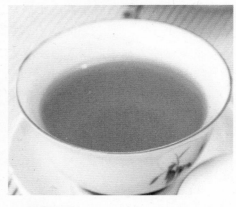

【药茶功效】本品可用于肝火旺盛所致的目赤肿痛、肠热便结、高血压等症。

【材料】决明子 5 克，苦丁茶 2 克，蜂蜜适量

【做法】

1   决明子、苦丁茶洗净。

2   先将决明子放入锅中，加入适量清水煮约 15 分钟。

3   再放入苦丁茶一起煮约 5 分钟，稍凉后调入蜂蜜，拌匀，即可饮用。

TIPS: 此茶性寒，故风寒感冒、虚寒体质、慢性胃肠炎患者，以及经期女性和产妇均不适宜饮用。

两山柳枝茶

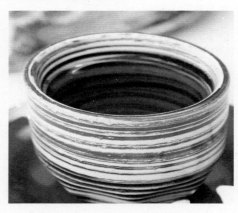

【药茶功效】本品具有补气健脾、消食除胀、温经通脉、降低血压等功效。

【材料】山楂、怀山各 10 克，鲜柳枝（带叶）20 克

【做法】

1   将山楂、怀山洗净；鲜柳枝洗净，切碎，与山楂、怀山一同放入砂锅内。

2   用水煎 2 次，去渣，取汁后混匀，代茶饮用（可回冲 2 ~ 3 次，但不可隔夜）。

TIPS: 选购柳枝应以幼嫩、棕红色、气香者为佳，置于阴凉干燥处保存。由于柳枝含有挥发油成分，故煎煮时间不宜过长。

乌龙山楂茶

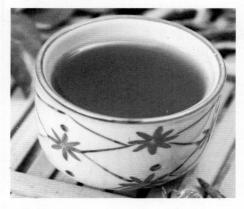

【材料】 乌龙茶 3 克，槐角 8 克，何首乌、冬瓜皮各 5 克，山楂肉 10 克

【做法】

1 将槐角、何首乌、冬瓜皮、山楂肉洗净煎水。

2 去渣，冲泡乌龙茶即可。

TIPS: 大便溏泄及有痰湿者不宜食用何首乌单品，且何首乌忌与葱、蒜、白萝卜同食。

【药茶功效】 本品可用于肝肾阴虚、食积腹胀、小便不通、水肿、高血压、糖尿病等症。

养阴百合茶

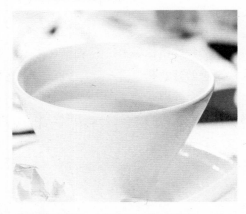

【材料】 干百合 10 ~ 20 克，冰糖少许

【做法】

1 将干百合洗净，放入杯中。

2 倒入热水冲泡，加入冰糖。

3 闷泡 3 ~ 5 分钟，完全泡开即可饮用。

TIPS: 选购百合应以瓣匀肉厚、色黄白、质坚、筋少者为佳，置通风干燥处保存，防虫蛀。百合吃法很多，可蒸可炒，还可做羹汤、煮粥，也可制成蜜饯等。

【药茶功效】 本品具有滋阴润肺、美白护肤、降压降糖的功效，用于肺虚干咳、高血压、高脂血症、皮肤干燥等症。

三七瘦身茶

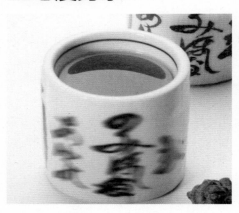

【药茶功效】本品可用于外伤出血、瘀血、高血压、心绞痛、动脉粥样硬化等症。

【材料】三七3颗

【做法】

1 将三七敲碎后放入锅中。

2 加500毫升水用中火煮约15分钟至沸即可。

TIPS: 选购三七应以个大坚实、体重皮细、断面棕黑色、无裂痕者为佳，置阴凉干燥处保存，防蛀。三七兼能补虚，可同肉类一起炖服，对人体有强壮作用；三七还有抗癌作用，与土茯苓等合用，有利于增强抗癌疗效。

丹参减肥茶

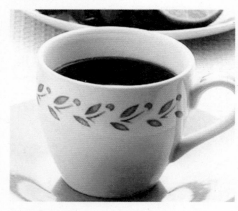

【药茶功效】本品具有凉血止血、行气化瘀、排毒瘦身、降压降脂的功效。

【材料】丹参、赤芍各3克，陈皮、何首乌各2克

【做法】

1 将丹参、陈皮、赤芍、何首乌洗净，用消毒纱布包起来。

2 再把做好的药包放入装有500毫升开水的茶杯内。

3 盖好茶杯，约5分钟后即可饮用。

TIPS: 选购赤芍时宜选表面棕褐色、粗糙、有纵沟及皱纹、微香的。

高血压中医分型及对症药膳

肝阳上亢型

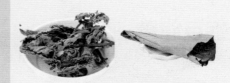

对症药材食材推荐

柴胡，玉米须，薄荷，荷叶，龙胆草，川楝子，黄芩，钩藤，牡蛎，菊花，决明子，莲心，豆腐，苦瓜，鸭肉，兔肉，莲子，冬瓜，芹菜，西瓜，火龙果，丝瓜，海带

症状分析

中医认为高血压的发病与"肝"有着密切的关系，认为其病源来自于"肝"，因为肝是人体贮藏和调节血液的器官，而且肝气还统帅全身筋脉肌腱的屈伸并调节着血液和人的情绪。在临床上，高血压患者多有肝阳、肝气易上亢的特点，肝阳上亢也是高血压最常见的证型，尤其是高血压初期患者，此证型占多数。患者多肝火过旺不降导致肝阳上亢，肝火旺盛属症结所在。

肝阳上亢型患者的症状表现为：患者头目胀痛、面红目赤、急躁易怒、失眠多梦，或伴胸胁胀痛、口苦咽干、大便秘结、小便黄赤、舌红少津、舌苔干黄等。肝阳上亢属于"实热证"。

治疗原则

对于这类由肝火过旺所造成的肝阳上亢状况，治疗多以清肝泻火、平肝潜阳为主。可用到的中药方剂有：龙胆泻肝汤、大柴胡汤、天麻钩藤饮，前两剂中药侧重于肝火旺盛证（病情较轻者），天麻钩藤饮侧重于肝阳上亢证（病情较重者）。

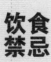

饮食禁忌

①食物：忌辛辣刺激性食物，如辣椒、茴香、咖啡等；忌燥热性食物，如狗肉、羊肉、荔枝、榴莲、花椒等；忌烟、酒。

②药物：忌附子、肉桂、干姜等热性药材。

牡蛎豆腐羹

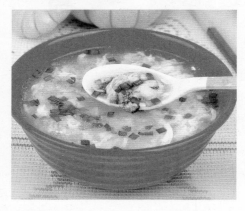

【材料】 牡蛎肉 150 克，豆腐 100 克，鸡蛋 1 个，韭菜 50 克，花生油 20 毫升，盐少许，香油 2 毫升，葱段、高汤适量

【做法】

1 牡蛎肉洗净泥沙；豆腐洗净，切成细丝；韭菜洗净，切末；鸡蛋打入碗中备用。

2 净锅上火倒入花生油，将葱段炝香，倒入高汤，下入牡蛎肉、豆腐丝，调入盐煲至入味。

3 再下入韭菜末、鸡蛋，淋入香油即可。

【调理功效】 本品具有滋阴潜阳、清肝泻火、补虚损的功效，可用于肝火旺盛及肝阳上亢所致的高血压。

玉米须荷叶粥

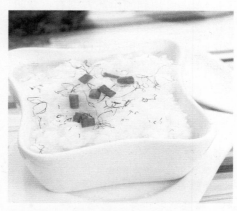

【材料】 玉米须、荷叶各 10 克，决明子 20 克，大米 100 克，盐 1 克，葱花 5 克

【做法】

1 大米洗净置冷水中泡发半小时，捞出沥干；玉米须洗净，稍浸泡，捞出沥干；决明子、荷叶洗净；葱洗净，切成圈。

2 锅置火上，先下入决明子、荷叶和玉米须，加适量水煎汁，去渣留汁。

3 再放入大米煮至米粒开花、浓稠，调入盐拌匀，撒上葱花即可。

【调理功效】 此粥适用于肝火旺盛或肝阳上亢所致的高血压以及尿路感染、糖尿病、便秘等。

薄荷水鸭汤

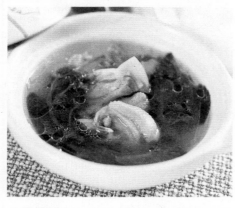

【调理功效】本品可用于肝火旺盛、肝阳上亢所致的咽喉肿痛、高血压、糖尿病等症。

【材料】 水鸭1只（400克），鲜薄荷30克，钩藤10克，生姜、盐、味精、胡椒粉、鸡精、食用油各适量

【做法】

1 水鸭收拾干净，斩成小块；鲜薄荷洗净，摘取嫩叶；钩藤洗净；生姜洗净，切片。

2 锅中加水烧沸，下鸭块汆去血水，捞出。钩藤煎水去渣，备用。

3 净锅加油烧热，下入生姜片、鸭块炒干水分，加入钩藤药汤，倒入砂煲中煲约30分钟，再下入薄荷叶、盐、味精、胡椒粉、鸡精，调匀即可。

菊花决明饮

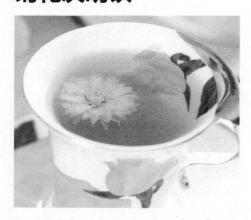

【调理功效】本品适用于肝火旺盛所致的目赤肿痛、便秘、高血压、高脂血症、肥胖症等。

【材料】 菊花10克，决明子15克

【做法】

1 将决明子用清水洗净，打碎备用；菊花洗净备用。

2 锅洗净，置于火上，将菊花和决明子一同放入锅中，注入适量的清水，以中火慢煮，煎取药汁。

3 过滤，取汁饮用即可。

阴虚阳亢型

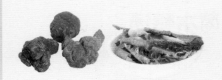

对症药材食材推荐

生地，龟板，知母，葛根，玉竹，酸枣仁，黄连，枸杞，菊花，女贞子，决明子，麦冬，蜂蜜，甲鱼，牡蛎，冬瓜，黄瓜，梨，猕猴桃，百合，银耳

症状分析

患者火气大，但是给人虚浮的感觉，这是阴虚阳亢证型的病人在临床上较明显的表现，并有头晕耳鸣、眼花干涩、头重脚轻、腰膝酸软、五心烦热、心悸失眠、潮热盗汗、舌质红或暗红、舌苔薄白或薄黄、脉象沉细等症状。阴虚阳亢型病人有明显的头痛头晕，并伴头重脚轻的症状，而肝阳上亢型病人头痛多为胀痛，这也是两个证型区别最明显的症状。

治疗原则

对于阴虚阳亢型高血压患者，治疗应以滋阴潜阳为主要原则，以滋阴培本为主，降火清源为辅。滋阴就是增补津液、水分，潜阳即降火、泄热，可用到的中药有杞菊地黄丸、大补阴丸，能有效减轻头晕耳鸣、五心烦热、眼花干涩等症状。

对症方药：生地、熟地各25克，沙参、麦冬、当归、枸杞各15克，石斛、芦根各12克，龟板、鳖甲各10克，川楝子、炙甘草各6克。水煎服，每日一剂，每剂煎两遍，将两次煎的药汁对匀，分两次服用。本品具有滋阴生津、清热养血、疏肝理气、降低血压的作用。

饮食禁忌

①食物：忌辛辣刺激性食物，如辣椒、茴香、咖啡等；忌燥热性食物，如狗肉、羊肉、荔枝、榴莲、花椒等；忌烟、酒。

②药物：忌附子、肉桂、干姜、木香等燥热伤阴的药材。

酸枣玉竹糯米粥

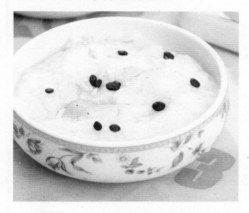

【材料】酸枣仁、玉竹、灯芯草各 15 克，糯米 100 克，盐 2 克

【做法】

1 糯米洗净，浸泡半小时，捞出沥干水分备用；酸枣仁洗净；玉竹、灯芯草均洗净，切段。

2 锅置火上，倒入清水，放入糯米，以大火煮开。

3 加入酸枣仁、玉竹、灯芯草同煮片刻，再以小火煮至呈浓稠状，调入盐拌匀即可。

【调理功效】此粥可用于阴虚火旺型高血压患者头晕头痛、烦躁易怒、夜不能眠等症。

滋阴甲鱼汤

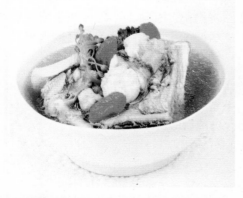

【材料】甲鱼 250 克，枸杞、生地、黄精各 10 克，西蓝花块 3 小朵，葱段、清汤适量，盐 6 克

【做法】

1 将甲鱼收拾干净，斩块，放入沸水中氽烫，去血污，捞起，沥干水分备用。枸杞、生地、黄精均分别用温水冲洗干净，备用。

2 锅洗净，置于火上，倒入准备好的清汤，调入盐，再将生地、黄精、葱段倒入锅中，烧开。

3 最后下入甲鱼、枸杞、西蓝花块，继续煮，直至甲鱼熟即可。

【调理功效】本品可用于阴虚阳亢型或肝肾阴虚型高血压患者食用。

葛根猪肉汤

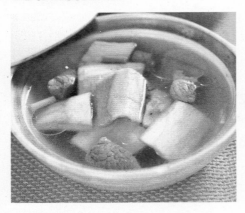

【调理功效】 本品可用于阴虚阳亢型高血压，能缓解头晕耳鸣、头重脚轻、五心烦热、潮热盗汗等症状。

【材料】 猪肉 250 克，葛根 40 克，麦冬 20 克，女贞子、五味子各 10 克，盐、味精、葱花、胡椒粉、香油各适量

【做法】

1 将猪肉洗净，切成四方小块；葛根洗净，切块；麦冬、女贞子、五味子均洗净。

2 锅中加水烧开，下入猪肉块氽去血水，备用。将麦冬、女贞子、五味子煎汤，去渣留汤。

3 猪肉入砂锅，倒入药汤，待猪肉煮熟后再加入葛根和盐、味精、葱花、香油，稍煮片刻，撒上胡椒粉即成。

杞菊饮

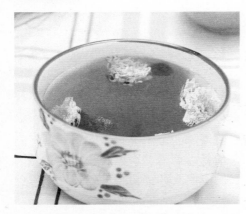

【调理功效】 本品中的枸杞和五味子均有滋补肝肾的作用，杭菊花有清热散风、平肝明目的作用。

【材料】 枸杞、五味子各 15 克，杭菊花 10 克，绿茶 1 袋

【做法】

1 将枸杞、五味子、杭菊花分别用清水冲洗干净，与绿茶一起放入保温杯中。

2 往保温杯中注入 500 毫升沸水冲泡，加盖闷 15 分钟。

3 滤渣后即可饮用。

肝肾阴虚型

对症药材食材推荐

熟地，生地，山药，山萸肉，泽泻，丹皮，枸杞，女贞子，沙参，麦冬，黄精，何首乌，蜂蜜，甲鱼，牡蛎，乌鸡，梨，百合，桑葚，银耳，黑木耳

症状分析

高血压的中后期多表现为肝肾阴虚症状。这是由于长期血压偏高，不仅伤及肝脏，也牵连到了肾脏，多有火热过盛日久造成的阴液亏虚。肝肾皆虚，表示疾病已经到了较严重的程度，必须立即治疗。而高血压发展至此证型者，体内火气已尽，因此不会有头痛的问题，伴随出现的是两目干涩、眩晕耳鸣、四肢酸软、失眠多梦、骨蒸劳热、手足心热、夜尿频多、两颧潮红、口干咽燥、舌质红、舌苔少或无苔等症。需特别注意的是，肝肾阴虚型患者常有足跟痛，这是肾阴虚的表现，如果平日没有穿高跟鞋也不常久站就出现足跟痛的症状就要特别注意了。

治疗原则

对于肝肾阴虚的高血压患者，治疗应以"滋补肝肾"为主，可用中药丸剂六味地黄丸。它是中医用来滋补肾阴的代表方剂，可治疗肝肾阴虚型高血压、糖尿病、肾脏病、阿尔茨海默病等。

对症方药：熟地30克，山药、山茱萸20克，泽泻、茯苓、丹皮各10克，何首乌、牛膝、女贞子各12克，炙甘草8克。水煎服，每日一剂，每剂煎两遍，将两次煎的药汁对匀，分两次服用。本品具有滋阴生津、清热养血、疏肝理气、降低血压的作用，对阴虚阳亢型高血压患者有较好的食疗效果。若体内有热者，加菊花、枸杞各10克。

饮食禁忌

①食物：忌辛辣刺激性食物，如辣椒、茴香、咖啡等；忌燥热性食物，如狗肉、羊肉、荔枝、榴莲、花椒等；忌烟、酒。

②药物：忌附子、肉桂、干姜、巴戟天、鹿鞭、海狗肾等燥热伤阴的药材。

何首乌枸杞粥

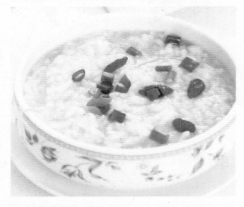

【材料】 何首乌 12 克，枸杞 15 克，大米 100 克，盐 2 克，葱少许

【做法】

1 枸杞洗净；葱洗净，切成葱花；大米洗净，泡软。何首乌洗净，入锅，倒入一碗水熬至半碗，去渣待用。

2 锅置火上，注水，放入大米，用旺火煮至米粒绽开。

3 倒入何首乌汁，放入枸杞，改用小火熬至粥成，放入盐，撒上葱花即可。

【调理功效】 常食此粥，可以滋阴养血、补养肝肾，适合肝肾阴虚型高血压、腰膝酸软、头晕耳鸣的患者食用。

黄精陈皮粥

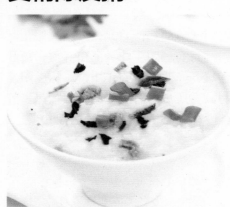

【材料】 黄精、干桑葚各 10 克，陈皮 3 克，大米 100 克，白糖 8 克，葱花少许

【做法】

1 黄精、干桑葚洗净；陈皮洗净，浸泡发透后，切成细丝；大米洗净，泡发。

2 锅置火上，注入适量清水，放入大米，用大火煮至米粒完全绽开。

3 放入黄精、干桑葚、陈皮，用小火熬至粥成，闻见香味时，放入白糖调味，撒上葱花即可。

【调理功效】 此粥可用于肝肾阴虚型高血压所致的腰膝酸软、头晕耳鸣、手足心热、口干咽干等症。

六味地黄鸡汤

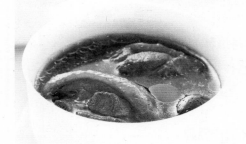

【材料】鸡腿 150 克，熟地 25 克，山茱萸、怀山、牡丹皮、茯苓、泽泻各 10 克，大枣 8 枚，盐适量

【做法】

1 鸡腿洗净，剁块，放入沸水中汆烫，捞出洗净。熟地、山茱萸、怀山、牡丹皮、茯苓、泽泻、大枣均洗净。

2 将鸡腿和所有药材一起放入炖锅，加 1200 毫升水以大火煮开。

3 转小火慢炖 30 分钟，调入盐即成。

【调理功效】本品可用于肝肾阴虚型高血压及头晕耳鸣、腰膝酸软、潮热盗汗、遗精滑泄、五心潮热、自汗盗汗等症。

何首乌泽泻丹参茶

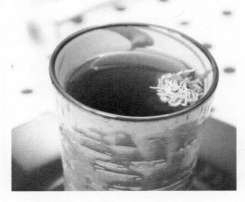

【材料】何首乌、泽泻、丹参各 5 克，蜂蜜适量

【做法】

1 将丹参、泽泻、何首乌分别用清水冲洗干净，一起装进消毒纱布里，扎进袋口备用。

2 茶杯洗净，注入 500 毫升开水，把步骤 1 中做好的药包放入茶杯中。

3 盖好茶杯，闷约 10 分钟，待茶稍凉后调入蜂蜜，拌匀，即可饮用。

【调理功效】本品可用于肝肾阴虚型高血压。此外，由于它有排毒瘦身的作用，还适合肥胖者服用。

阴阳两虚型

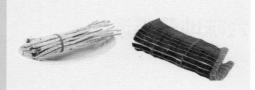

对症药材食材推荐

人参，沙参，杜仲，吴茱萸，淫羊藿，桂枝，肉桂，附子，龟板，鹿角胶，熟地，土鸡，猪肚，莲子，板栗，核桃，芝麻，荔枝，海参，洋葱

症状分析

在高血压疾病的发展过程中，若肾阴亏虚日久没有得到相应的改善，常常会累及肾阳，相当于中医里讲的"阴损及阳"。由此可见，阴阳两虚是肝肾阴虚的进一步恶化，说明人体五脏六腑的功能很虚衰了，病情已经相当严重了。

阴阳两虚型的高血压患者主要症状有：头晕目眩、怕冷、四肢冰凉、腹胀腹泻、腰膝酸痛，还伴有心悸气短、耳鸣耳聋、自汗盗汗、舌苔薄或无苔、脉象微弱等症。

治疗原则

对于阴阳两虚型的高血压患者，当以"育阴助阳，阴阳双补"为治疗原则，可用的中药方剂有炙甘草汤、龟鹿二仙胶、桂附地黄丸。

对症药方：生地 30 克，山药、山茱萸各 15 克，泽泻、茯苓、丹皮各 10 克，制附子、桂枝各 6 克，龟胶、鹿角胶（烊化）各 10 克。将除龟胶、鹿角胶之外的其他药材煎取药汁两遍，将两次煎的药汁倒入锅中，放入龟胶、鹿角胶，煮至龟胶、鹿角胶溶化即可。将药汁分早晚两次服用，每日服一剂。本方能滋补阴血、集气归元，对阴阳两虚、元气大损的高血压患者有很好的疗效。

饮食禁忌

①食物：忌食寒凉生冷食物，如冷饮、苦瓜、黄瓜、西瓜、马齿苋等；忌刺激性食物，如辣椒、咖啡等；忌难消化性食物，如硬饭、干果等。

②药物：忌清热力强的药及泻下药，如大黄、黄连、黄柏、石膏、知母等。

桂枝莲子粥

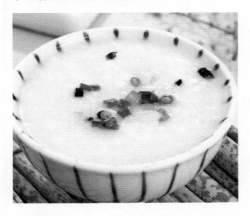

【材料】桂枝 20 克，莲子 30 克，沙参 15 克，大米 100 克，白糖 5 克

【做法】

1 大米用清水淘洗干净，放入水中浸泡；桂枝洗净，切小段；莲子、沙参洗净备用。

2 锅置火上，注入适量的清水，将大米、莲子、沙参、桂枝一起放进锅中，煮至米烂。

3 放入白糖稍煮，调匀即可。

【调理功效】本品可用于阴阳两虚型高血压、风寒表证所致的全身酸重疼痛、寒凝血瘀性月经不调、遗精滑泄等病症。

杜仲核桃兔肉汤

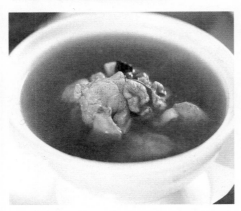

【材料】兔肉 200 克，杜仲、核桃仁各 30 克，生姜 2 片，盐 5 克

【做法】

1 兔肉用清水洗净，斩件备用。

2 杜仲、生姜分别用清水洗净；核桃仁用开水烫片刻，剥去外皮。

3 锅洗净，置于火上，把兔肉、杜仲、核桃仁一起放入锅内，加清水适量，放入生姜，大火煮沸后，小火煮 2 ~ 3 小时，调入盐即可。

【调理功效】本品可用于阴阳两虚型高血压、阿尔茨海默病、气虚型便秘、肾气虚型胎动不安等症。

强身牡蛎汤

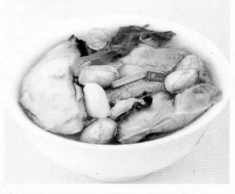

【材料】花生米 100 克，牡蛎肉 75 克，肉桂 15 克，猪肉 50 克，菜心 20 克，花生油 20 毫升，盐 6 克，葱花、姜片各 3 克

【做法】

1 猪肉洗净，切片；花生米、牡蛎肉、菜心分别洗净；肉桂洗净，煎汤去渣。

2 净锅上火倒入花生油，将葱花、姜片爆香，倒入药汤，调入盐。

3 下入花生米、猪肉煲至熟，再下入牡蛎肉、菜心稍煮即可。

【调理功效】本品可用于阴阳两虚型高血压及头晕目眩、四肢冰凉、心悸气短、耳聋耳鸣等症。

桂枝二参茶

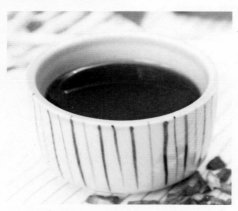

【材料】北沙参、桂枝各 15 克，人参、何首乌各 10 克，红砂糖少许

【做法】

1 将北沙参、桂枝、人参、何首乌分别用清水洗净备用。

2 将北沙参、桂枝、人参、何首乌一起放入砂锅，加 1000 毫升水，煎 15 分钟，取汁倒入茶杯。

3 茶杯中放入红砂糖，搅拌均匀，待稍凉后即可饮用。

【调理功效】本品可用于阴阳两虚型的高血压危重病人，症见四肢厥冷、心悸气短、脉象微弱、汗出淋漓等。

痰湿阻逆型

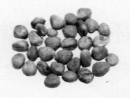

对症药材食材推荐

半夏，白术，天麻，茯苓，泽泻，藿香，陈皮，草豆蔻，莱菔子，罗布麻，薏米，怀山，白扁豆，白萝卜，鲫鱼，鳝鱼，杏仁，海带

症状分析

中医将内在致病因素分为"热、痰、湿、瘀"四种，外部致病因素（外感六邪）分为"风、寒、暑、湿、燥、火"六种。痰湿是人体中不正常的水液代谢物，多由于脏腑功能失调再加上外感六邪的影响，致使津液不能正常输送，而停滞在人体的某个部位或器官，造成气血、经络运行不畅，从而导致人体器官出现功能障碍。

痰湿阻逆型高血压的主要症状有：头晕目眩、头重如裹（像被湿布裹住的感觉）、四肢麻木沉重、胸闷恶心、不思饮食、困倦嗜睡、舌色淡、苔白腻、脉滑。

治疗原则

对于痰湿阻逆型的高血压患者，应以"化湿祛痰，健脾和胃"为治疗原则，中医的代表方剂有半夏天麻白术汤和温胆汤。痰湿伴有寒证者可用半夏天麻白术汤，痰湿夹热者宜用温胆汤。

对症方药：白术 20 克，半夏、天麻、茯苓各 15 克，苍术、黄芪各 12 克，陈皮 8 克，生姜 3 片。水煎服，每日一剂，每剂煎两遍，将两次煎的药汁对匀，分两次服用。本品具有健脾祛湿、化痰开窍的功效，对痰湿夹寒的高血压患者有较好的食疗作用。

饮食禁忌

①食物：忌冰冻食物；忌银耳、百合、木耳等滋腻性食物；忌食厚腻肉食，如肥肉、猪蹄等，因为多食滋腻、肥腻性食物会加重痰湿；忌烟、酒。

②药物：忌熟地、阿胶、沙参、麦冬、玉竹、知母等滋阴生津的药材。

怀山白扁豆粥

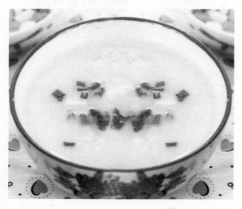

【材料】 怀山 25 克，白扁豆、莱菔子各 20 克，大米 100 克，盐 2 克，味精 1 克，香油 5 毫升，葱少许

【做法】

1　白扁豆、莱菔子洗净；怀山去皮洗净，切小块；葱洗净，切成葱花；大米洗净，浸泡半小时。

2　锅内注水，放入大米、白扁豆、莱菔子，用旺火煮至米粒绽开，放入怀山。

3　改用小火煮至粥成，闻见香味时，放入盐、味精、香油调味，撒上葱花即可食用。

【调理功效】 此粥可用于痰湿阻逆型高血压病人，症见头痛如裹、头晕目眩、素日痰多、身体酸重等。

藿香大米粥

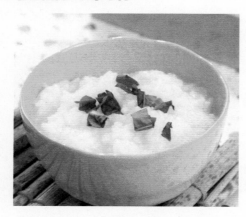

【材料】 藿香叶 10 克，厚朴、白术各 8 克，大米 100 克，盐 2 克

【做法】

1　将大米淘洗干净，再置于清水中浸泡半小时后捞出沥干水分备用；藿香叶洗净，切碎；厚朴、白术均洗净。

2　锅置火上，倒入清水，放入厚朴、白术，煎汤去渣，然后将大米放入汤药中，以大火煮开。

3　再以小火煮至粥呈浓稠状，加藿香叶同煮片刻，调入盐拌匀即可。

【调理功效】 此粥可用于痰湿阻逆型高血压，还适合暑湿呕吐等症。

半夏天麻鱼头汤

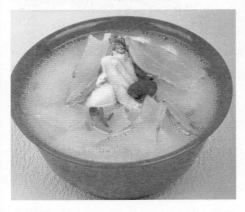

【材料】 干天麻 20 克，半夏 15 克，鳙鱼头半个，盐适量

【做法】

1　干天麻用清水洗净，放入水中浸泡备用；半夏洗净备用。鳙鱼头收拾干净，斩块，放入沸水中氽烫，去血污，捞起，沥干水分备用。

2　锅洗净，置于火上，注入适量的清水，调入盐。

3　下入鳙鱼头、半夏、天麻，煲至鳙鱼头熟即可。

【调理功效】 本品具有化湿止呕、止咳化痰、镇静安神、息风止痉的功效，适用于痰湿阻逆型高血压、脑卒中、癫痫等症。

半夏茯苓薏米茶

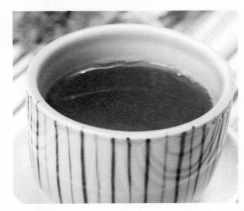

【材料】 薏米 30 克，半夏、茯苓各 10 克，山楂 5 克，枸杞适量

【做法】

1　将薏米、茯苓、半夏、山楂、枸杞分别用清水洗净。锅洗净，置于火上，注入适量清水，将薏米、茯苓一起下入锅中煮至薏米开花。

2　将山楂、枸杞、半夏一起放入洗净的保温杯中，冲入步骤 1 煮开的薏米茯苓汤，加盖闷 15 分钟。

3　滤渣后即可饮用。

【调理功效】 本品可用于痰湿阻逆型高血压、脾虚湿盛型泄泻、食欲不振、消化不良以及水肿等症。

瘀血阻滞型

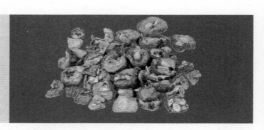

对症药材食材推荐

丹参，牡丹皮，三七，红花，桃仁，赤芍，佛手，延胡索，当归，山楂，茄子，猪血，佛手瓜，兔肉，甲鱼，海带

症状分析

瘀血阻滞型也是高血压的一个常见证型，多由于体内血管内的血液黏稠、运行不畅，导致血液瘀阻，从而引发一系列心脑血管疾病，如脑卒中、脑出血、蛛网膜下腔出血等并发症。瘀血也分为气滞型血瘀、血热型血瘀、气虚型血瘀等类型，但高血压患者以气滞型和血热型血瘀多见。

瘀血阻滞型高血压常见的症状有：头痛眩晕，有时头痛如针刺状，或伴胸胁疼痛，烦躁易怒，兼有健忘、失眠、心悸、精神不振、耳鸣耳聋等症，面色晦暗呈紫色，舌色紫暗有瘀点，脉象弦涩。

治疗原则

对于瘀血阻滞型高血压，治疗当以活血化瘀为主。气滞型血瘀当以行气活血为主，而血热型血瘀当以凉血活血为主。中医常用的代表方有通窍活血汤，可根据患者的具体症状在此方的基础上加减药材。

对症方药：赤芍、川芎、桃仁、红花各10克，生姜8克，黄酒50毫升。气滞血瘀型（除有瘀血阻滞的症状外，还伴有抑郁或烦躁易怒、口苦、两侧胸胁胀痛或刺痛者），可在此方的基础上加柴胡、郁金各10克，川楝子5克。水煎服，每日一剂，每剂煎两遍，将两次煎的药汁对匀，分两次服用。

饮食禁忌

①食物：忌食辛辣刺激性食物，如辣椒、咖啡、巧克力等；忌食燥热性食物，如狗肉、羊肉、荔枝、桂圆、榴莲等；忌烟、酒；忌冰冻食物，如冰棒、冷饮等。

②药物：忌附子、肉桂、干姜、鹿鞭、海狗肾等燥热性的药材。

丹参山楂大米粥

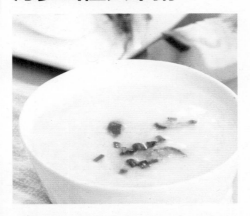

【材料】丹参 20 克，干山楂 10 克，桃仁 6 克，大米 100 克，红砂糖 5 克，葱花少许

【做法】

1. 大米洗净，放入水中浸泡；干山楂、桃仁用温水泡后洗净。

2. 丹参洗净，用纱布袋装好扎紧封口，放入锅中加清水熬汁。

3. 锅置火上，放入大米、山楂、桃仁煮至七成熟，倒入丹参汁煮至粥将成，放红砂糖调匀，撒上葱花即可。

【调理功效】本品具有活血化瘀、疏肝行气、健脾消食的功效，可用于瘀血阻滞型高血压。

枸杞佛手粥

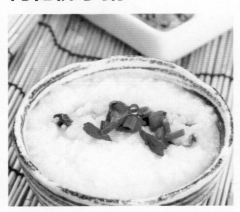

【材料】枸杞 10 克，佛手 15 克，大米 100 克，红砂糖 3 克，葱花少许

【做法】

1. 大米洗净，下入冷水中浸泡半小时后捞出沥干水分；佛手、枸杞洗净，用温水泡至回软备用。

2. 锅置火上，倒入清水，放入大米，以大火煮开。

3. 加入佛手、枸杞煮至粥呈浓稠状，调入红砂糖拌匀，撒上葱花即可。

【调理功效】此粥有疏肝理气、活血化瘀、健脾开胃之功效，可用于气滞血瘀所致的高血压。

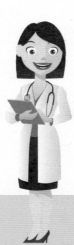

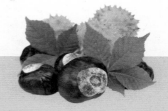

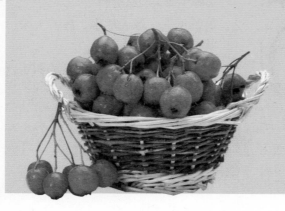

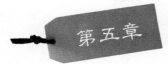
第五章

降压第五关
专家连线有问必答环节

人们对高血压知识的相对缺乏，既是高血压发病率升高的原因之一，也是高血压病情控制不好的重要原因。高血压患者应加强对高血压的认识，其家属同样也应该增加这方面的知识，这对于患者的病情控制和身体恢复是十分有利的。

一、高血压知识在线问答

更多地了解血压知识对每一位高血压患者和家属都是非常有益的，以下所列出的所有血压知识以及用药问题均为比较常见的知识，患者应熟悉。

1. 白大衣性高血压的概念是什么?

专家解答：所谓白大衣性高血压是指在诊所测得血压升高，而 24 小时动态血压正常，所以将患者在诊所短暂的血压升高称为白大衣效应或白大衣现象。白大衣效应是产生白大衣性高血压的基础，研究表明，高血压中约 1/4 为白大衣性高血压或仅为白大衣效应，而且相当一部分顽固性高血压亦仅是白大衣效应的结果。

2. 体位性高血压的概念是什么?

专家解答：体位性高血压是指患者在站立或坐位时血压偏高，而睡下平卧位时的血压正常。此病的特点是它一般没有高血压的特征，常在体检或偶然的情况下发现，但也有个别严重者会伴有心悸、易疲倦等症状。这种高血压在国内高血压患者中占 4.2%，一般不会采用降压药物治疗。因为若使用利尿剂等降压药，不但降不了压，还有可能会激发血压进一步升高。对于此类型的高血压，一般建议采用运

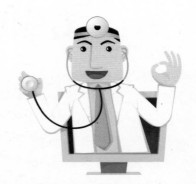

◎体位性高血压一般建议采用运动疗法

动疗法以及对症使用一些肌酐、B 族维生素之类的药物，效果一般较好。

3. 临界高血压的概念是什么?

专家解答：临界高血压也称边缘型高血压，其测得的血压值在正常血压至确诊高血压之间。血压稍偏高，各重要器官如心、脑、肾无器质性损害是其特点。但临床观察表明，临界高血压者易发展成高血压，心血管并发症的发生概率及病死率也比正常人高出 2 倍。它大多数时候不伴随任何不适症状，且没有器质性的损害，所以极容易被忽视。

4. 血压高一定是高血压吗？

专家解答：血压高并不一定都是高血压，血压升高的影响因素有很多，剧烈运动过后、服用某些药物等都可以引起血压升高。所以，在测量得到的血压值偏高时，应进行多次的血压测量，当医生诊断为高血压时，应进一步做全面的身体检查。如果是因为肾脏或副肾等出现病变而导致的高血压，称为继发性（症候性）高血压。这种类型的高血压患者以年轻人居多。对于这类高血压应先找出病因，对症治疗，血压将随病愈而下降。

5. 高血压患者需做哪些方面的检查？

专家解答：高血压患者的临床检查有血液检查、尿液检查、心电图、胸部X光摄影、肾盂摄影等，诊察有心肺的听诊、上肢和下肢的血压测定、体位的血压变动、腹部和颈部的血管有无杂音、眼底检查等。

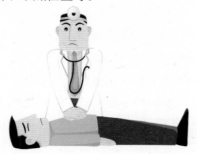

◎患者需定期对身体进行检查

6. 为什么有些高血压却没有比较显著的征兆？

专家解答：很多高血压患者没有明显的临床症状，这有两个方面的原因：一是血压升高的速度较慢，身体处于逐渐适应的状态，所以没有产生不适症状；二是动脉硬化需经过较长一段时间才会逐渐形成，只有在动脉血管壁增厚到75%以上时各种症状才会表现出来。

7. 血压升高并没感到不适，是否需要治疗？

专家解答：一过性的血压稍微偏高，可能是由于一些生理因素的影响，但是多次的测量结果偏高，且可排除影响因素，即使没有不舒服的症状，也要引起重视，应及时接受治疗与调整血压，否则易加速动脉硬化的发生。

许多轻度高血压患者没有任何的不适，人们也往往容易忽视，没有进行及时的治疗。而据调查结果显示，轻度高血压患者，若不接受治疗并控制血压，在未来的7～10年内会有1%的人死亡，29%的人会发生冠状动脉硬化等并发症，53%的人会发生左心室肥大、肾衰竭等高血压的并发症。

8. 肥胖者更易患高血压吗?

专家解答:是的。体重是引发高血压、糖尿病、高脂血症等疾病的重要因素。据统计结果显示,体重超出标准体重10%、30%、50%、80%的人,其高血压发病率分别为10%、20%、25%、60%。可见,体重与高血压的发病率成绝对的正比例关系。

9. 瘦子会患高血压吗?

专家解答:现代医学与营养学提出了一个"体脂肪"的概念,指的是身体所包含的脂肪重量,体脂肪率则指脂肪组织在身体成分中占的比率。体脂肪率过高,意味着包围着心脏、肝脏等重要器官的脂肪量过多,从而会引发相关的疾病。

据调查结果显示,很多瘦子体重在标准范围之内,甚至稍微偏轻,但是,他们的体脂肪率偏高,这与他们平时

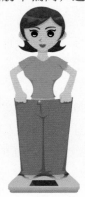

◎高血压并不是胖子的"专利"

的高脂肪、高糖饮食以及少运动有关。这些内胖一族虽然体重没有超标,但是由于体内积聚了过多的危害健康的脂肪,也很容易患上心血管疾病。

10. 血压降得越快越好吗?

专家解答:很多人想要血压快点达标,或者擅自服用多种降压药物,又或者擅自增加药物的剂量。其实这都是不正确的做法,而且这样做会引起严重的后果。

根据高血压的治疗原则,高血压患者血压短期的降压幅度应控制在原来血压的20%以内,如果太过急促,可能会使身体出现代偿作用,患者容易出现头晕目眩、四肢无力、胸闷等症状,严重的还有可能导致大脑以及冠状动脉供血不足,从而出现脑血栓、心脏衰竭等状况。

11. 血压控制到怎样的程度才能算得上好呢?

专家解答:没有严重的并发症的高血压患者可将血压降至正常范围,即140/90毫米汞柱(18.7/12千帕)以下。若病程较长,并发有冠心病的患者,舒张压不宜降至85毫米汞柱(11.3千帕)以下,以免诱发急性心肌梗死。对于需要立即进行降压处理的高血压急症,应在短期内给予降压,但降压时应有一定

的限制，血压下降幅度一般不应超过30%，不要求立即降至正常。

12. 高血压患者出现流鼻血现象严重吗？

专家解答：根据临床观察，中老年高血压患者，在鼻出血后的 1～6 个月，约有 50% 可能发生脑卒中。所以高血压患者流鼻血要引起高度的警惕，因为这可能是脑卒中发生前的一种征兆。流鼻血的原因是因为血压波动，使原本就很脆弱的鼻腔血管很容易就发生破裂出血。

13. 高血压会有遗传吗？

专家解答：遗传因素在原发性高血压的发病中起着非常重要的作用。许多人通过大量事例对高血压与遗传因素的关系进行了深入细致的研究，结果显示：①双亲血压均正常者，子

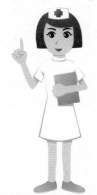

◎遗传因素在原发性高血压的发病中起着非常重要的作用

女患高血压的概率是 3%；父母一方患高血压者，子女患高血压的概率是 28%；而双亲均为高血压患者，其子女患高血压的概率是 45%。②高血压患者的亲生子女和养子女生活环境虽然一样，但亲生子女较易患高血压。③孪生子女一方患高血压，另一方也易患高血压。④在同一地区，不同种族之间的血压分布及高血压患病率不同。⑤高血压产妇的新生儿血压要比正常产妇新生儿的血压高。⑥动物实验研究已成功建立了遗传性高血压鼠株，这类老鼠繁殖的后代几乎 100% 患高血压。⑦嗜盐、肥胖等高血压发病因素也与遗传有关。

14. 怎样正确测量血压？

专家解答：测量血压应尽可能在温暖、安静的环境中进行。测量前安静地待数分钟，应松开领带，脱去衬衫，测量之前先上厕所。血压计缠臂的部位应与心脏在同一高度。心情确实难以平静时，做几次深呼吸后再重新测量。服用降压药期间应遵照医生指示，在站立或侧卧状态下进行测量。当血压比以前略高或略低时，要沉住气，不可血压一升高就焦虑忧愁，一降低就得意忘形。平时自测血压以了解身体状况，但一年之中至少应由医生测量 2～3 次。应由医生判定血压的测量结果。

15. 常用的降压药有几种?

专家解答：高血压患者常用的降压药物可分为六大类，不同的药物、不同的患者，其不良反应的表现各异。

①利尿剂：利尿剂是使用最早、最常用的降压药物，降压作用显著，长期服用易引起低血钾等不良反应。

② β－受体阻滞剂：β－受体阻滞剂既能降低血压，又能减慢心率，应用很广泛。但是，心率已经很慢、存在心脏传导阻滞和伴有哮喘的高血压患者禁止服用。

③ α－受体阻滞剂：α－受体阻滞剂的特点是不影响血脂和血糖的代谢，主要的不良反应是会引起体位性低血压，所以服用该药的患者起床时要格外小心。

④血管紧张素转换酶抑制剂：血管紧张素转换酶抑制剂是一类安全有效的降压药，其种类最多，适应证最广。该类降压药有引起咽痒干咳的不良反应，从而影响了药物的广泛应用。

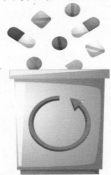

◎各种降压药的疗效不一，要选择适合自己的降压药！

⑤血管紧张素Ⅱ受体拮抗剂：这是一类最新的降压药，是在血管紧张素转换酶抑制剂的基础上开发而成的，不会引起咽痒干咳的不良反应，被认为是不良反应最少的一类降压药。

⑥钙拮抗剂：钙拮抗剂降压效果安全有效。该类药常见的不良反应有面红、头痛、心跳加快、脚踝水肿，短效药的不良反应更为显著。

16. 常吃降压药的患者要洗牙吗?

专家解答：常吃降压药的患者要经常洗牙，最好每半年清洁一次牙齿，并且在服药期间要认真刷牙、注意口腔卫生。这是因为牙龈对于降压药硝苯地平很敏感，容易出现牙龈增生。

17. 降压药为什么要联用?

专家解答：降压药物联合应用的好处如下：①可减少药物的不良反应，或使不良反应相互抵消。例如利尿剂与β－受体阻滞剂合用，不仅可增加降压效果，还可减少利尿剂所致的低血钾症，因此，可预防低血钾所引起的严重的室性心律紊乱。②增加降压效果。降压药物联合应用可发挥协同作用，提高降压效果，使血压平稳下降，例如利尿剂可以增加多种降压药物的治疗效果。③减少用药剂量。几种药物共同发挥作用可以减少每种药物的剂量。

18. 什么时候服用降压药物效果会达到最佳?

专家解答:一般来说,短效降压药每次 1 片,每日 3 次,饭后服用;中效降压药每日清晨服用一次或早、晚各服一次;长效降压药为每日清晨服用一次。必须指出的是,夜间血压过低的患者,在临睡前不宜服降压药,以免夜间睡眠时血压降得过低,引起突发的心脑血管意外事件。无昼夜节律者,可在临睡前服一次短效降压药如硝苯地平等。至于白天血压较高的患者,以清晨一次口服长效降压药效果最佳。血压突然急剧升高者,应立即含服短效降压药如硝苯地平等,血压会很快下降。

19. 睡前服用降压药效果会好一些吗?

专家解答:临床发现,睡前服降压药易诱发脑血栓、心绞痛、心肌梗死。这是因为睡眠时血流速度减慢,血压下降,这是脑血栓形成的两个重要因素。睡眠与清醒时相比,血压明显降低,血流速度也明显减慢。在夜间,尤其在慢波睡眠期间,脑活动明显降低,代谢缓慢,因此脑血流更加缓慢,血中的某些凝血成分(如血小板、纤维蛋白等)很容易附着在粗糙的、发生粥样硬化的动脉内膜上,积聚成血凝块而将血管堵塞。

高血压患者睡前服用降压药会使血压降低,在入睡后血压会进一步降低,这种情况下极易形成血栓。所以高血压患者睡前应尽量避免服用降压药物。高血压患者晚上正确的服药方法是睡前 2 小时服药,还要随时测量血压,勿使血压过低。

20. 服用降压药物后为什么会出现头晕、心悸反应呢?

专家解答:无论是中药还是西药,都会产生不同程度的不良反应。每个人的药物不良反应的表现各不相同,有的人反应重且持久,有的人反应轻而短暂。使用降压药后头晕、心悸可能是由于血压过低、长期高血压、过度紧张或期后的改变所致。另外,某些降压药如倍他乐克、可乐定、复方降压片(主要成分为利血平)等,有些患者服用后会头晕。交感神经阻断剂如胍乙定(即复方罗布麻片的主要成分),有些患者服用后会出现直立性低血压。而某些选择性作用于血管的钙离子拮抗剂如硝苯地平等,最初服药后可有面红、头晕等症状,这是由于血管扩张所致,一般在服药一周后这种反应就会逐步消失。

二、生活保健在线问答

高血压患者应时刻保持好的生活习惯，患者家属应注意避免让患者受过大刺激，保持良好的心态，以下针对一些日常生活中常见的问题做出详细解答。

1. 为什么说抽烟可引起高血压?

专家解答：香烟对人体产生的直接危害以及对心脏和血管的害处都很大。其所含的尼古丁和产生的一氧化碳能刺激交感神经，使末梢血管缩小，血流抵抗增加，从而使血压上升。另外，吸烟时会一起吸进一氧化碳，一氧化碳吸入过多，血液中的氧气就会渐渐减少，一旦氧气减少到一定程度，就必须通过增加血液量来增加氧气的输送，这是吸烟导致血压增高的另一原因。

2. 高血压和高脂血症之间有关系吗?

专家解答：高血压的发生、发展与高脂血症密切相关。大量研究资料表明，许多高血压患者伴有脂质代谢紊乱，血中胆固醇和三酰甘油的含量较正常人显著增高，而高密度脂蛋白、胆固醇含量则较低。另一方面，高脂血症也常并发高血压，两者呈因果关系，但何为因何为果，目前尚不十分清楚，很多专家认为它们之间互为因果，共同作用于人体。

3. 高血压患者是否可以结婚?

专家解答：高血压患者是否可以结婚以及应该在婚事上采取哪些对策，具体情况应具体分析。首先，应请医生找出高血压的病根，如果是因为一些疾病所引起的高血压，例如因为肾动脉狭窄、慢性肾炎、多囊肾、嗜铬细胞瘤、肾上腺皮质功能亢进症、甲状腺功能亢进症等疾病引起高血压，那么就应该彻底治愈这些疾病以后再结婚，否则会因

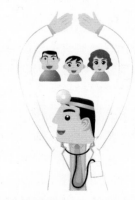

◎高血压患者是否适合结婚因人而异

婚事的劳累或婚后的生活而加重病情。但是在这些疾病中，有许多是不容易被彻底治愈的，如肾炎、多囊肾等，那么也应该至少等到疾病稳定后再结婚。如果经过医生的反复详细检查仍难以明确致病因素，而且在短期内不可能使血压恢复正常的患者，只要血压不太高、症状不太严重，在坚持用药的情况下还是可以结婚的，但在婚前不能过度劳累与兴奋，以防血压继续升高。

4. 高血压患者为什么易发生脑卒中？

专家解答：高血压患者容易发生脑卒中主要是由于高血压对血管的损害以及脑血管结构本身的特点，主要原因包括：

①长期高血压未做适当的降压治疗。

②过分降压及对高血压的恐惧。

③气候变化、环境、情绪的因素，精神状态的影响。

④间断的降压治疗，而血压仍可突然增高。

⑤过度吸烟、饮酒。

此外，当高血压并发有糖尿病、高脂血症、肥胖等疾病时，血管病变加重更易发生脑卒中。发生脑卒中前常出现先兆症状，如神志不清、头痛、麻木、无力等，严重时会出现淡漠抑制状态，甚至突然昏迷倒地。但并不是血压高就会引起脑卒中，科学地认识和治疗高血压就能很好地控制症状，从而避免发生脑卒中。

5. 患上高血压还需要再进行预防吗？

专家解答：高血压的一级预防是指已经有高血压的危险因素存在，但尚未发生高血压的患者为了控制危险因素、防止高血压的发生所采取的预防措施。那么，已经得了高血压还要再预防吗？怎么预防？预防有效吗？这就是高血压的二级预防，也就是说，对已经得了高血压的人要做到早发现、早诊断、早治疗，防止病情进一步加重，预防心、脑、肾等重要器官并发症的发生。

6. 如何做好高血压二级预防？

专家解答：一是要坚持健康的生活方式；二是要及时发现高血压；三是要将血压控制在理想水平；四是要同时控制高血压的危险因素。如果有条件的话，35岁以上的人每年至少应测量一次血压。如果您的高压和低压分别低于140毫米汞柱

（18.7 千帕）和 90 毫米汞柱（12 千帕），说明您的血压正常；如果连续三次（不在同一天）量血压，高压大于或等于 140 毫米汞柱（18.7 千帕），低压大于或等于 90 毫米汞柱（12 千帕），就能确诊是高血压了。此时应去医院，寻求合理的治疗方法。

7. 高血压患者出现便秘现象应该怎么办?

专家解答：出现便秘的高血压患者平时应充分摄入蔬菜、水果等含较多植物纤维的食物，多喝水，早晨起床时喝杯凉开水或牛奶有利排便。排便时切勿屏气用力，这样会使血压升高 40 ~ 50 毫米汞柱（5.3~6.7 千帕），常是脑卒中发作的引子。如确实排便困难，必要时可服用麻仁丸、石蜡油等药物。

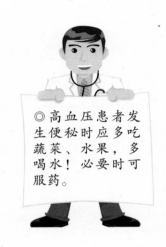

◎ 高血压患者发生便秘时应多吃蔬菜、水果，多喝水！必要时可服药。

8. 高血压患者能不能吹空调?

专家解答：建议高血压患者远离空调，或将室内温度控制在 27 ~ 28℃，并且最好在医生的指导下，调整好药物的剂量和品种，同时加强血压监测，至少早上起床和晚上临睡前分别测一次血压，以保平安。另外，由于夏季出汗较多，大量出汗容易导致血液黏稠度增高，高血压患者应及时补充水分，以降低血液的黏稠度，以防出现血栓栓塞。

9. 高血压患者能不能过性生活?

专家解答：高血压病人是否能够进行正常的性生活应该根据具体病情来决定。

一般来说，1 级高血压患者的血压虽有时增高，但可降至正常或接近正常，没有因高血压引起的心、脑、肾等并发症，这种病人可像正常人一样过性生活。

2 级高血压患者的血压比较固定，不会下降，并有轻度心、脑、肾等并发症，必须在药物保护下进行有节制的性生活。而 3 级高血压病人由于血压明显升高，持续不降，有明显头痛、胸闷、心前区不适、肾功能减退等并发症，所以这种病人应停止性生活。

10. 高血压患者穿衣服应注意哪些方面?

专家解答：为了较好地控制血压，高血压患者应尽量穿着轻便、没有压迫感的衣服，以利于血液循环。冬季运动时应穿着排汗性好的贴身衣物有利于保温；夏季散热可穿着短袖衬衫、裙子、短袜。可利用衣服的开口部位调节保温。

11. 高血压患者应如何洗头?

专家解答：洗头时，高血压患者可用自己的十个手指头，从头顶前额四周到后颈来回轻轻地旋转按摩，每次 20 ~ 30 转（也可以用梳子梳头）。这样做可以刺激头皮神经末梢，促进头部血液循环，改善头皮营养和皮脂分泌，有利于新陈代谢和神经功能的调节，可松弛紧张的状态，使头脑清醒、全身舒适，从而降低血压。

12. 高血压患者睡多长时间最佳?

专家解答：高血压患者每天要保证充足的睡眠，一般为 7 ~ 8 小时，老年人可适当减少至 6 ~ 7 小时。工作了一上午的高血压患者，在吃过午饭后，应小睡一会儿，一般以半小时至 1 小时为宜，老年人可延长半小时。无条件平卧入睡时，可仰坐在沙发上闭目养神，使全身放松，这样有利于降压。

13. 高血压患者全都适用运动疗法吗?

专家解答：不是所有的高血压患者都适合运动疗法，运动疗法只适用于临界高血压、轻度和中度原发性高血压及部分病情稳定的重度高血压患者。血压波动很大的重度高血压患者，或出现严重并发症（如严重心律失常、心动过速、脑血管痉挛、心力衰竭、不稳定型心绞痛、肾功能衰竭等）的重症高血压患者，以及出现高血压药不良反应而未能控制者和运动中血压过度增高 [血压大于220/110 毫米汞柱（29.3/14.7 千帕）] 者均不能采用运动疗法。

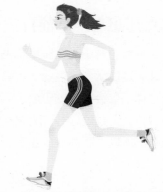

◎高血压患者应根据自身状况选择适当的运动疗法

14. 运动能使血压下降吗?

专家解答:目前认为,运动一是可以使高血压患者情绪安定、心情舒畅,让工作和生活中的紧张焦虑得到缓解,使全身处于紧张状态的小动脉得以舒张,从而促使血压下降;二是可以增加微血管血流和改善血管功能;三是通过运动可以达到既减肥又降压的目的,可以改善血脂、血糖,并使体重下降、血压正常。

15. 高血压患者多久运动一次比较适合?

专家解答:高血压患者运动的频率可根据个人对运动的反应和适应程度来确定,采用每周 3 次或隔日 1 次,或每周 5 次等不同的间隔周期。一般认为,若每周运动低于 2 次,则效果不明显,若每天运动,则每次运动的量不可过大。

16. 高血压患者能不能晨练?

专家解答:高血压患者的夜间血压大多要比白天低。因为夜间入睡后,人体得到全面休息,心率相应缓慢,血压随之下降。但早晨睡醒时,心率又会加快,血压也会明显上升,这是交感神经兴奋起来的缘故。此外,经过一夜的睡眠,呼吸道呼出不少水分,由于夜间一般都不喝水,因此,此时血液黏度较高,容易发生小血管堵塞。据调查,清晨 6 ~ 9 点是心肌梗死、脑卒中最容易发生的危险时刻。所以高血压患者必须注意,早晨外出晨练时一定要吃好降压药再去,以防晨练时血压骤升而发生意外。

17. 高血压患者能不能打篮球、网球?

专家解答:对于高血压患者来说,篮球、网球、排球等过度激烈的运动会大幅度提升患者的血压,这样不仅会引发脑出血,而且当人体过量运动使身体疲劳过度之后,需要花费较长的时间才能恢复。所以对于高血压患者来说,剧烈的运动是不适宜的。

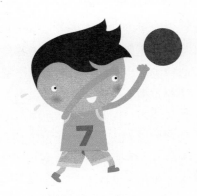

◎篮球、网球属于剧烈运动,高血压患者不适宜

18. 高血压患者能不能游泳?

专家解答:游泳对中度以上的高血压患者是不适宜的,游泳只适合轻症型的高血压患者。因此,若医生诊断您为中等以上的高血压,就应禁止游泳。高血压病人游泳时还得注意做好准备运动,水温为 26 ~ 27℃最宜,游泳时动作不应太激烈,应采用不太费力的泳式,例如仰泳、蛙泳等,至于自由泳、蝶泳等比较费力以及身体摇晃比较厉害的泳式最好少采用。

19. 高血压患者能不能快跑?

专家解答:对高血压患者来说,快速运动容易促使脉搏率和血压骤然升高而发生意外,特别是患有高血压的老年人,由于心肌收缩力减弱,血管壁弹性下降,管腔狭窄,血液压力增大,势必使心脏负担加大,又因为呼吸系统功能已经减弱,导致肺活量和通气量减少而致供氧不足。而且快速运动时的耗氧加大,极易使人因缺氧导致眩晕现象。所以,高血压患者不能快跑。

20. 高血压患者适宜做哪些运动?

专家解答:高血压患者应做一些适合的运动,对于身体的恢复有很大的好处,如慢跑,它可以有效地促进血液循环、减少血液中的胆固醇;散步这种运动方式简单柔和,特别适合老年人;跳绳可消耗较大的热量;长期练习瑜伽可降低血压和改善血液循环;游泳可以改善血管的功能,促进血液的再分布;体操有助于降低周围血管阻力,从而有助于降低血压;太极对防治高血压有显著的作用,适用于各期高血压患者;垂钓是一种行之有效的自我精神疗法。

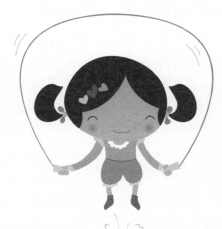

◎跳绳、散步、练瑜伽、体操、打太极拳都是合适的运动

21. 高血压患者能不能搭乘飞机？

专家解答：据观察，高血压患者如果血压控制不理想，在乘机时心脑血管意外的发生率会明显增加。这是因为飞机起降时重力、舱内气压、气流、体位变化及狭小空间等因素对人体产生了一系列影响。

大多数心血管、神经内科医生和航空医生都主张高血压患者应将血压控制在理想水平后再乘机，即青年人、中年人或糖尿病人应将血压降到 130/85 毫米汞柱（17.3/11.3 千帕），老年人（男性 55 岁以上、女性 65 岁以上）至少应将血压降至 140/90 毫米汞柱（18.7/12 千帕）。

恶性高血压 [舒张压常持续在 130 毫米汞柱（17.3 千帕）以上，并有眼底出血、渗出或视神经、乳头水肿] 患者、妊娠高血压患者、脑血管意外后两周内的患者、心肌梗死后一个月以内的患者都是严禁乘机的。此外，3 级高血压 [血压大于等于180/110 毫米汞柱（24/14.7 千帕）] 控制不理想者、心血管及开颅术后恢复期者、心功能 2 级以下患者、高龄（80 岁以上）者、并发糖尿病及肾脏损害或蛋白尿（24小时尿蛋白大于 1 克）患者，乘机应谨慎，最好事先征得医生的同意。

22. 高血压患者如何看电视？

专家解答：高血压患者看电视时应保持适当的距离，一般认为，用 14 英寸的电视机观看节目，距离不应少于 1.6 米；用 18 ~ 20 英寸的电视机观看节目，距离不应少于 2 米；用 25 英寸的电视机观看节目，距离不应少于 2.5 米；用 29 英寸的电视机观看节目，距离不应少于 3 米。荧光屏的亮度、对比度也不宜过强。看电视时避免趴在床上看，并且要选择一些无刺激性的节目。

23. 如何选择血压计？

专家解答：家庭用的自动血压计最好是在值得信赖的商店购买。买前请先试用，选择易于使用、说明书浅显易懂的机种。购买前先检查血压计的精确度是否良好，选择专门制造血压计同时也制造医疗用大型机种的厂商的产品为佳。也可听从治疗医师的

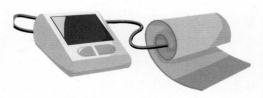

◎选择精确度良好、稍大、易于操作的计压器为好

建议，贵的东西不一定好，但便宜的商品也必须慎重选择。选择稍大的血压计，尤其是开关类，最好选择较大、易于操作的产品，因为又小又硬的开关容易出现故障；不管是数字式还是计量器式，较大的机种都比较容易读取。

24. 高血压患者能用滴鼻净吗？

专家解答：高血压患者不可滥用滴鼻净。滴鼻净的正确使用方法是以每日不超过 20 毫克（约 1 / 4 支）为原则，每次每只鼻孔以 2 ~ 3 滴为宜，须间隔 2 ~ 3 小时才能再次使用。

25. "昼夜节律"的概念是什么？

专家解答：一般认为，高血压患者最好先进行 24 小时动态血压监测，观察其有无昼夜节律。一般来说，约2/3的高血压患者夜间血压明显低于白天，夜间平均血压比白天下降 10% 以上，这就是通常所称的"昼夜节律"。少部分高血压患者无昼夜节律，这部分患者容易发生左心室肥厚。

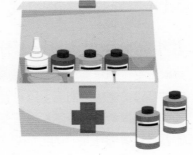

◎查查自己有无"昼夜节律"

26. 哪些药品会使血压上升？

专家解答：可使血压升高的药物有：激素类药物，如强的松、地塞米松、甲基或丙基睾丸素等；止痛药物，如消炎痛、炎痛喜康、保泰松等；避孕药；肾上腺素、去甲肾上腺素、利他林、多虑平及中药甘草等。另外，某些降压药也可引起高血压，如常用的甲基多巴、胍乙啶等，当静脉注射时就有引起高血压的可能。

27. 降压药物不能同哪些药物合用？

专家解答：不能与降压药物合用的药物有：治疗关节炎的非类固醇抗炎药，如消炎痛、布洛芬、扶他林等；治疗帕金森病的左旋多巴；治疗肺结核的利福平；治疗抑郁症的三环类抗抑郁药多虑平；抗心律失常药物，如奎尼丁、慢心律等；治疗心力衰竭的洋地黄类药物地高辛等。

28.中年高血压患者应该怎样选择降压药品？

专家解答：中年高血压患者选择降压药物应遵循以下原则：

①伴有心率增加、心脏搏出量增加、交感神经兴奋者，可选用 β - 受体阻滞剂。

②伴有糖尿病的患者慎用 β - 受体阻滞剂，β - 受体阻滞剂可引起血糖异常，影响对糖尿病的控制。

③肼苯哒嗪适用于肾炎或妊娠高血压综合征引起的急性高血压伴有肾功能不全者，与心得安合用可抵消增加心率的作用。

④卡托普利不宜与消炎痛合用，否则降压作用较差，并会引起高血钾症。

29.老年高血压患者应该怎样选择降压药品？

专家解答：老年高血压患者选择降压药物的原则如下：

①若是以舒张压增高为主的患者，多伴有血容量多，易诱发脑出血、心力衰竭等，可选用利尿剂，一般不用 β - 受体阻滞剂。

②若是以收缩压增高为主的患者且年龄在 80 岁左右，可选用钙拮抗剂和转换酶抑制剂，这类患者的血容量相对较少，一般不用利尿剂。

③若收缩压和舒张压均升高的患者，可选用钙拮抗剂、转换酶抑制剂及利尿剂。

④若伴有潜在心功能不全者，可选用钙拮抗剂药物尼莫地平和比较温和的利尿剂药物双氢克尿噻，同时补钾。

⑤高血压较顽固者可选用钙拮抗剂、转换酶抑制剂和利尿剂合用。

30.降压药物会不会造成性功能减弱？

专家解答：各种降压药物对性功能的影响各不相同。血管紧张素转换酶抑制剂类（卡托普利、依那普利、西拉普利、贝那普利等）对性功能没有明显的影响；哌唑嗪等 α - 受体阻滞剂可改善射精障碍；氯沙坦、缬沙坦、厄贝沙坦等血管紧张素受体拮抗剂可从勃起、性欲、射精三个方面改善性功能障碍。

但如氢氯噻嗪等利尿降压药，可引起男性勃起障碍、性欲下降、射精障碍；普萘洛尔(心得安)、美托洛尔、阿替洛尔、卡维洛尔等 β - 受体阻滞剂主要影响性欲；非洛地平、硝苯地平、氨氯地平等钙拮抗剂主要引起性欲下降、射精障碍。